KB150175

장이 바뀌면 인생이 바뀐다

CHO GA KAWAREBA JINSEI GA KAWARU-KYOI NO CYONAI FLORA ⓒ 2015
Yasuo Tanaka All rights reserved.

Original Japanese edition published in 2015 by BUNKASHA PUBLISHING Co., Ltd.,
Tokyo.

Korean translation rights arranged with BUNKASHA PUBLISHING Co., Ltd., Tokyo
and HAKYOUNGSA, Korea through PLS Agency, Seoul.

Korean translation edition ⓒ 2016 by HAKYOUNGSA, Korea.

장이 바뀌면
인생이 바뀐다

다나카 야스오 지음
권혜미 옮김

시작하며

'장내 플로라'라는 말이 이렇게 빠르게 세상에 퍼질 줄은 상상도 하지 못했다. 어쩌면 몇 년 전에 이 말을 꺼냈다면 사람들은 '장내 플로라'가 무엇을 의미하는지 알지 못하고, 한 제약회사가 만든 장에 관한 새로운 약이라고 착각했을지도 모른다.

'장내 플로라'라는 말은 사람의 장 벽에 빽빽이 들러붙은 장내 세균을 말한다.

그 수는 한 사람당 100조에서 1,000조가 넘고 종류도 300종 이상은 존재한다고 알려져 있지만, 사실 사람의 몸속에 존재하는 장내 세균들의 수와 종류는 정확하게 알 수가 없다.

장내 세균의 전체 무게는 1kg 이상에 달한다. 간과 뇌의 무게와 비슷하다. 그리고 마치 장 속에 꽃밭(플로라)처럼 그룹을 만들어 생존하는 모습에서 장내 세균을 '장내 플로라'라고 부르기 시작했다.

앞으로 자세히 다루겠지만, 장내 플로라가 우리의 몸속에서 놀라울 만큼 맹활약하고 있다는 사실은 최근 연구를 통해 조금씩 밝혀지고 있다. 외부로부터 몸을 지키는 면역력을 높여줄 뿐만 아니라 '감정'을 조절하는 중요한 역할도 하고, 노화방지와 당뇨병 그리고 암을 예방해준다는 사실도 밝혀졌다.

TV 보도 등에 따르면, 최근 1~2년 사이에 많은 사람들이 '장내 플로라'의 위대함에 대해서 알게 되었다고 한다.

그러나 나는 사실 이미 10년 전부터 '장내 플로라'에 대해서 알고 있었다.

외과의사로서 약 30년을 지내온 나였지만, 장기이식은 가능해도 많은 사람들이 고생하고 있는 아토피나 천식 같은 질병을 치료하지 못하는 서양의학에 한계를 느낀 시점이 있었다. 그때 동양의학에 강한 관심을 갖게 되었고 '장내 플로라'라는 말도 알게 되었다.

일본의 한방의학자인 요시마스 토도는 이렇게 말했다.

"만병의 뿌리는 배에 있다. 그렇기 때문에 환자를 진찰할 때에는 반드시 배를 살펴봐야 한다."

즉 배가 몸의 뿌리이고, 질병을 치료하려면 우선 배를 진찰해야 한다는 뜻이다.

요시마스 토도의 말에 깨달음을 얻은 나는 동양의학 의사로서

'복진腹診' 즉 배를 만지면서 환자의 상태를 확인하고 한약과 함께 환자의 질병을 치료하기 시작했다.

그러자 놀랍게도 서서히 결과가 나오기 시작했다.

알레르기는 물론이고 두통, 우울증과 공항장애, 파킨슨증후군과 알츠하이머에 이르기까지 배 특히 장의 환경을 좋게 만들자 서서히 질병도 개선되어 갔던 것이다.

하지만 모든 질병이 개선된 것은 아니었다. 아무리 노력해도 좀처럼 몸 상태가 좋아지지 않은 환자도 있었다.

다만 지금까지 이 병원 저 병원을 다니면서 치료를 받아도 차도가 없어 반쯤 포기했던 환자의 장을 건강하게 만들자 다른 질병까지 좋아진 사례는 많이 있다.

등교를 거부하고 가정 폭력을 일삼던 한 소년 환자가 있었다. 그 소년의 뇌가 아니라 장을 꾸준히 치료하자 소년은 보통 학생들처럼 학교에 다닐 수 있게 되었다.

나도 처음에는 믿지 않았다.

그러나 장내 플로라의 움직임을 의식하자 점점 이해할 수 있었다. '어쩌면 장내 플로라는 사람의 몸과 마음을 관리하는 엄청난 힘을 가지고 있을지도 모른다.' 하고 말이다.

그래서 나는 '뇌보다 중요한 장'이라는 말을 하기 시작했다. 그리고 그 말은 의사로서도 실감했다.

그러나 대부분의 사람들은 내 말에 귀 기울여주지 않았다. 사람들의 반응은 '터무니없는 소리'라는 것이다.

최근 사람들은 장내 플로라가 '행복감'과 '평온함'을 주는 세로토닌과 '의욕'을 심어주는 도파민이 합성된 비타민을 만들어낸다는 사실을 알게 되었다. 그리고 장내 플로라의 움직임이 약해지면 쉽게 '우울해진다.'는 사실이 이제야 비로소 인식하게 되었다.

건강을 위해서도, 언제까지나 젊은 체력을 유지하기 위해서도, 건강한 장내 플로라가 필요하다는 것도 알려졌다.

시대는 변한다.

이윽고 장내 플로라는 그 움직임에 걸맞은 평가를 받게 되었다.

나는 이 점을 매우 기쁘게 생각한다.

그리고 이 책을 읽는 독자들에게 가장 당부하고 싶은 말이 있다.

장과 장내 플로라의 위대한 힘을 꼭 인식하길 바라고, 건강하고 행복한 나날을 보내기 위해 장내 플로라를 소중히 생각해주길 바란다.

그 바람으로 이 책을 집필하기 시작했다.

목차

| 3장 | **장내 플로라가 건강해지는 방법!** 식사 편

| 4장 | **장내 플로라가 건강해지는 방법!** 생활 편

| 1장 |

장내 플로라란 **무엇**인가

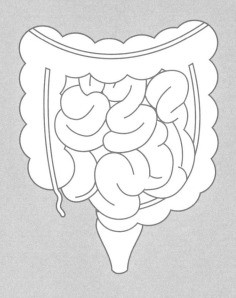

동물의 몸은 '장'에서 시작된다

동물의 몸속에서 제일 먼저 생기는 장기가 무엇일까?

심장도 뇌도 아니다. 그것은 바로 장腸이다.

동물 진화계의 시초라고 불리는 히드라와 말미잘 같은 상장동물에게는 입과 항문의 구별이 없고 아직 발달이 되지 않은 '장관腸管[1]'만이 있다. 즉 강장동물의 몸은 외부로부터 자신을 지키는 피부 조직과 내부에 있는 장관으로 이루어졌다고 할 수 있다.

이렇듯 처음에는 장관으로만 이루어져 있던 내부 장기가 진화 과정을 통해 폐와 위, 간과 이자 등 여러 장기로 서서히 세분화되기 시작했다. 장 하나만으로 모든 일을 해결하기가 어려워졌기 때문이다.

뇌도 마찬가지이다.

히드라를 예로 들어보자.

히드라는 배가 고프면 장관에서 먹이를 잡으라는 지령이 내려진다. 그리고 그 지령을 받은 촉수가 신경총을 자극한다. 말하자면

---

1 동물이 섭취한 음식물을 소화시키고 흡수시키는 관.

장관이 히드라의 행동을 조절하는 사령탑인 것이다. 그리고 이 신경총은 '뇌'로 진화했다.

회사로 치면 장이 '본사'이고 뇌가 '지사'인 셈이다. 여기서 장은 우리가 흔히 생각하는 것처럼 그저 음식물의 영양과 수분을 섭취하고 소화시킨 후에 배설물을 만들어서 밖으로 내보내는 일만 하는 것이 아니라는 사실이 명백해졌다.

옛날 사람들도 장의 중요성에 대해서 잘 알고 있었던 거 같다.

'배알이 꼴리다.', '애끊는 슬픔', '비위가 뒤집힌다.'라는 말처럼 '장'과 '배'를 사용해서 마음을 표현한 말들을 많이 만들었으니까 말이다.

"사람의 마음은 뇌가 아니라 장에 있다."

이것이 나의 오랜 지론이다.

마음뿐만이 아니다. 우리 몸에는 외부에서 들어오는 유해물질을 물리치는 면역기능이 있다. 그리고 면역세포의 70퍼센트가 장을 중심으로 입부터 항문까지 이어지는 '장관'에 집중되어 있다.

나는 장이 식물의 '뿌리'와 같다고 생각한다. 강장동물을 생각해보면 쉽게 이해할 수 있을 것이다. 음식의 영양분을 흡수하는 곳도 장이고, 몸의 모든 작용이 '시작'이 되는 부분도 장이다. 이처럼 장은 확실히 '뿌리'라고 말할 수 있다.

만약 아픈 사람을 치료해야 한다면 이 뿌리부터 치료해야 되지 않을까?

이를테면 꽃나무의 꽃잎이 시들었거나 과일나무에 싱싱한 열매가 맺히지 않는다면 어떻게 해야 할까? 보통 의사들은 꽃이 시들면 꽃을 치료하고, 잎이 시들면 잎을 치료해야 한다고 생각한다.

그러나 그런 치료로 정말 완치될 수 있을까?

이를테면 꽃가루 알레르기로 고생하고 있는 사람이 있다고 치자. 이 사람이 콧물을 흘린다고 해서 코만 치료하고, 눈이 가렵다고 해서 눈만 치료한다면 과연 알레르기가 완치될 수 있을까.

나는 우선 '뿌리'를 치료해야 한다고 생각한다. 뿌리를 단단하게 만들면 꽃잎도 열매도 싱싱하게 맺을 수 있다. 그러나 뿌리가 썩으면 더 이상 할 수 있는 일은 아무것도 없다.

실제로 나는 우리 몸의 뿌리인 장을 신강하게 만들자 코와 눈, 손발 통증도 개선되어 가는 모습을 많이 봐 왔다.

그러나 몸의 뿌리라고 해도, 그 뿌리만을 열심히 정돈한다고 해서 문제가 다 해결되는 것은 아니다. 식물을 기를 때에도 토양의 상태를 확인하고 온도와 같은 주변 환경에 신경을 써야만 한다. 또한 어떤 비료를 주어야 하는지, 어떤 울타리를 만들고 얼마큼 흙을 밟아야 하는지도 생각해야 한다.

사람의 몸으로 치면 식사와 일상생활이 여기에 해당한다.

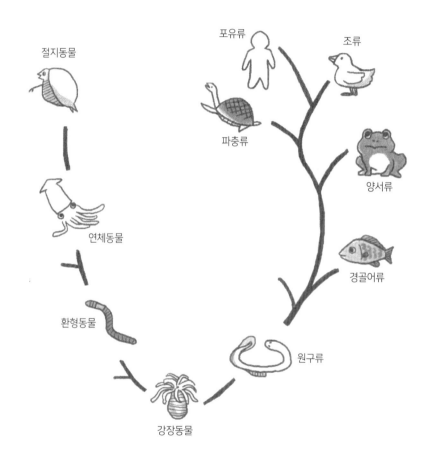

그림 1_ 동물의 진화 계통수

장은 '장아찌'와 같다. 그리고 그 속에서 활동하는 것이 장내 플로라이다

　오랜 시간 복진_{復診}으로 환자의 장 건강을 진찰해온 나는 장이 '어떤 것'과 매우 닮았다고 생각해 왔다.

　그 '어떤 것'란 '장아찌'이다. 무와 오이 등 채소를 절이고 발효시켜서 '장아찌'로 만들면 오랫동안 먹을 수 있는 것과 동시에 독특한 맛을 느낄 수 있다.

　'장아찌'에서는 '발효'라는 현상이 일어난다. '발효'란 미생물이 여러 가지 유기물을 분해하고 변화시켜서 우리에게 이로운 물질로 만들어주는 형상을 말한다. 예를 들어 효모균이 당분을 알코올과 이산화탄소로 분해하는 알코올 발효 덕분에 우리는 술을 마실 수 있는 것이다.

　'장아찌'에서는 유산균이 당을 분해하고 유산을 만들어내는 유산발효가 일어난다.

　이 경우 효모균과 유산균은 '세균'의 일종이지만, 흔히 말하는 병원균과는 달리 우리에게 이로운 영향을 주는 균이다.

　장 속에 사는 장내 세균들도 이 '장아찌' 속에 있는 균과 같이

'발효'를 한다. 장내 세균들은 몸속에 들어온 음식물 중에서도 소화 효소로는 분해할 수 없는 섬유질이나 단백질 그리고 당류를 분해해서 우리 몸에 이로운 물질로 바꿔준다.

'장아찌'가 잘 절여지면 맛에도 좋고 건강에도 좋은 절임반찬이 되고 잘 절여지지 않으면 맛도 없고 건강에도 그다지 좋지 않은 절임반찬이 되듯이, 장 상태도 발효에 따라 장내 플로라가 서서히 좋아지기도 하고 나빠지기도 한다.

이제 장내 플로라의 구조에 대해서 이야기해 보겠다.

최근 TV 광고 등에서 유산균이나 비피더스균이라는 이름이 자주 나오기 때문에 아마 '유익균', '유해균'이라는 단어를 들어본 적이 있을 것이다.

유산균과 비피더스균은 '유익균'의 일종으로 사람의 건강을 이롭게 해주는 균이다.

한편 웰시균과 대장균은 '유해균'이라고 부른다. 유해균은 건강을 해치는 균으로, 이것이 몸속에서 많이 늘어나면 소화되지 않은 단백질을 부패시켜서 유해한 독소를 만들어낸다. 그렇게 만들어진 독소는 암을 유발하거나 노화를 촉진시킬 위험이 있다.

요컨대 좋은 '장아찌'에는 유익균이 많고, 나쁜 '장아찌'에는 유해균이 많다고 생각하면 간단하다.

그러나 유해균이라고 해서 무조건 나쁜 것만은 아니다.

사람의 몸은 균형이 중요하기 때문이다. 자동차에 비유하면 유익균은 액셀러레이터이고, 유해균은 브레이크와 같다. 당연히 액

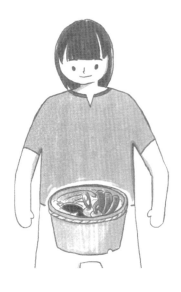

그림 2_ 장은 '장아찌'와 같다

셀러레이터와 브레이크 이 두 장치가 모두 잘 작동해야 자동차는 움직일 수 있다.

이렇듯 유해균이라고 해도 건강하고 균형 잡힌 장 상태를 유지하고 있으면 딱히 문제가 되지는 않는다. 폭발은 균형이 깨지고 유해균의 수가 대폭 늘어났을 때의 일이다.

만약 유해균이 장에 큰 해를 끼치는 병원균이라면 유익균들이 모여 유해균을 없애려고 할 테지만 어쨌든 이 둘은 장 속에서 같이 살아가고 있다. 일설에 의하면 장에서는 유익균이 막지 못하는 병원균을 유해균이 처리하는 경우가 있고, 유해균이 생산하는 대사물질이 유익균의 먹이가 되기도 한다고 한다. 사실은 유익균과 유해균이 '친밀한 관계'가 아닐까 하는 견해인 것이다.

학교에서 우등생과 문제아가 사실은 절친한 친구라는 설정의 TV 청소년 드라마와 같다.

여기서 꼭 기억해야만 하는 것이 있다. 유익균과 유해균 이외에 또 하나 균이 있다는 사실이다. 그것은 바로 '기회균'이다.

연쇄상구균, 의간균 등이 기회균의 일종으로, 성격은 '기회주의자'와 비슷하다. 그때그때의 우세한 편에 붙는 것이 특징이다.

장이 건강하면 유익균과 함께 사람의 몸에 이로운 성분을 만들어내지만, 장이 건강하지 않으면 유해균과 공모해 독소를 만들어낸다.

그렇기 때문에 장 균형의 열쇠는 기회균이 쥐고 있는 거나 마찬가지이다.

건강한 장이라면 유익균이 전체 세균의 20~30퍼센트를 차지하고 유해균이 10퍼센트를 차지한다. 그리고 그 나머지를 기회균이 차지한다. 즉 선과 악 그 어디에도 속하지 않는 균이 3분의 2 이상 있는 것이다.

유익균의 대표인 비피더스균과 유산균

비피더스균과 유산균은 장내 플로라 중에서도 유익균의 대표주자로 꼽힌다. 이 두 가지 균도 최근 TV 광고와 각종 건강방송에 자주 등장하기 때문에 많은 사람들에게 이미 친숙한 단어일 것이다.

비피더스균과 유산균은 모두 장내 환경을 개선해주는 것은 물론이고 몸속에서 비타민을 만들어내며 몸과 마음의 균형을 맞춰주는 중요한 균이다. 이 두 가지 균은 비슷한 작용을 하기 때문에 일반적으로 "비피더스균은 유산균의 일부이다."고 말하지만, 엄연히 성격이 다르므로 이 책에서는 '다른 균'으로 나눠서 이야기하겠다.

비피더스균과 유산균은 장 속에서 각각 다른 장소에 위치하고 있고, 그 수도 전혀 다르다. 성인의 경우, 비피더스균은 장내 플로라의 약 10퍼센트를 차지해 유익균 중에서도 최고의 세력을 자랑한다. 한편 유산균은 비피더스균의 100분의 1이나 1,000분의 1밖에 존재하지 않는다.

비피더스균은 유산과 아세트산 같은 유기산을 생성하고 유해균의 증식을 막아주는 등 장내 환경을 개선해주는 여러가지 능력을 가지고 있다. 이 비피더스균이 만들어 내는 아세트산에는 강한 살균력이 있어 장을 깨끗하게 만드는 데에 효과적이다.

또한 비피더스균은 비타민B군을 만들어내는 것으로도 알려져 있다.

현재까지 사람뿐만이 아니라 소, 개, 고양이의 장 속에도 수십 종의 비피더스균이 발견되었고, 사람의 장 속에 살고 있는 비피더스균 중에 알려진 것만 해도 십여 종 이상은 발견되었다.

비피더스균은 19세기 말 프랑스의 한 연구자에 의해서 발견되었다. 그는 모유를 먹고 자란 갓난아기의 몸속에서 비피더스균을 발견했다.

여기에서 알 수 있듯이 비피더스균은 유아기 때에 그 수가 가장 많다. 특히 모유를 먹는 아가의 장내 플로라는 비피더스균이 대부분을 차지하고 있다.

그러나 나이가 들수록 비피더스균은 줄어들고, 고령자가 되면 그 수는 거의 없어진다.

비피더스균은 어린아이를 건강하게 키우는 균일지도 모른다.

그러나 이 균은 산소가 있으면 잘 자라지 못하는 성질도 있다.

그럼 이제 유산균에 대해서도 살펴보자.

'유산균'도 어느 한 균의 이름이 아니라 당을 분해해서 유산을 만들어내는 균들의 총칭이다. 그렇기 때문에 아세트산과 함께 유산을 만들어 내는 비피더스균도 유산균의 일종이라고 말할 수 있다.

그러나 비피더스균이 주로 사람과 동물의 장 속에 위치하는
데에 반해, 유산균은 발효식품을 비롯해 자연계에도 넓게 분포
하고 있다. 산소가 있어도 살아남는다는 점에서도 비피더스균과
큰 차이가 있다.

이미 발견된 유산균만 해도 수백 종에 이르지만, 그중에서도 많
이 알려진 것이 락토바실러스종의 균이다. 락토바실러스는 사람
의 장 속뿐만이 아니라 손쉽게 먹는 요구르트, 치즈, 절임식품 속
에 다수 포함되어 있다.

유산균의 움직임은 매우 다양해 좀처럼 간단하게 설명할 수는
없지만, 유산을 대량으로 생성해서 장 속을 산성으로 만들어주는

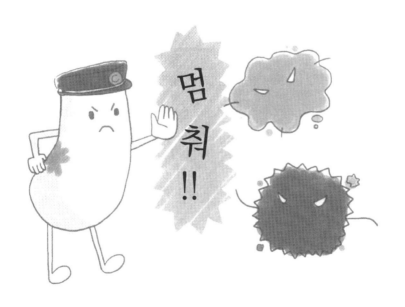

그림 3_ 장내 플로라는 외부로부터 몸을 지키는 '경비원'이다

방식으로 장내 환경을 개선해준다는 점이 가장 큰 특징이다. 그 결과 변비와 설사가 개선되고 면역력을 높여주는 효과도 가져다 준다.

유산균을 얼마큼 증식시키는가에 따라서 장 속 환경이 개선될 수 있다.

장내 플로라는 병원균으로부터 몸을 지키는 '경비원'이다

요즈음도 '면역력'이란 말이 자주 나오고 있다.

면역력이란 외부에서 오는 병원균과 바이러스 그리고 몸속에서 자연 발생하는 악성 세포 등을 발견하고 공격해서 병원균을 없애버리거나, 상처를 치료해서 본래의 건강한 몸으로 유지시켜주는 힘을 말한다.

이전에는 골수나 가슴샘, 지라 등이 면역에 관계되는 기관으로 주목받았지만, 최대의 면역 기관은 역시 소화기관을 중심으로 한 '장관'이다.

림프구는 백혈구의 한 종류로 바이러스를 공격하는 면역 기능을 가지고 있는 세포이다. 이 림프구와 몸속으로 들어오는 바이러스를 막는 항체의 3분의 2가 '장관'에서 만들어진다.

이것을 장관면역계라고 부른다.

왜 장관에 이정도로 많은 면역 체계가 필요한가 하면, 유해물질은 장의 점막을 통해 침입하는 경우가 가장 많이 때문이다.

입에서 들어오는 음식물에는 다수의 세포와 바이러스가 포함되어 있다. 그렇기 때문에 장에서 영양분을 흡수할 때에는 이러한 유해물질을 빼고 받아들여야 한다. 또한 건강한 사람에게도 매일 3,000~4,000개의 암세포가 발생한다고 한다. 이 암세포가 발생하는 곳도 대부분이 장내 점막이다.

이러한 유해요소를 재빨리 감지하고, 공격하고, 배제하기 위해서라도 우리는 쉬지 않고 장과 장관을 지켜야만 한다.

장 점막의 겉면적은 온몸의 피부면적의 약 200배라고 한다. 그 정도로 주름이 많이 지어져 있는 것이다. 장 점막은 음식물에 포함된 영양분은 흡수하고, 감염이 될 우려가 있는 병원균은 흡수하지 않고 대변으로 만들어서 체외로 내보낸다.

그렇기 때문에 당연히 혈액 속에 흐르는 림프구의 상당수가 장에 집중되어 있는 것이다. 그리고 장의 점막과 주름에 생인 림프조직을 페이에르판이라고 한다.

장관으로 들어온 병원균은 페이에르판과 장관의 상피간 림프구의 면역 조직에 따라서 공격을 받는다. 그리고 장내 플로라 속에 있는 유산균과 비피더스균과 같은 유익균들이 장관면역계를 자극하면서 면역력을 높여준다.

보다 구체적으로 말하면, 장내 플로라가 장관의 상피세로를 보호막처럼 뒤덮어서 병원균의 침입을 막아주는 것이다. 이른바 머리뼈가 뇌를 보호하고 있듯이 장내 플로라가 장관을 보호하고 있는 것이다.

장내 플로라는 외부에서 오는 유해한 물질로부터 몸을 지키는 '경비원'인 셈이다.

게다가 앞에서도 말했듯이 장내 플로라가 만든 유산균이 장 속을 산성으로 바꿔주어 병원균의 번식을 막아준다.

그렇기 때문에 어떤 이유로 인해 장내 플로라의 균형이 깨지면, 면역력이 떨어지고 암 발생률이 높아지며 장관에서 염증이 쉽게 일어나 몸 전체의 건강이 악화되는 것이다.

장내 플로라는 '자연치유력'을 생산하는 공장이다

사람의 몸은 외부에서 오는 적과 몸속에서 생기는 적을 쓰러트리는 '면역력' 그리고 자신의 힘으로 질병과 상처를 치유하는 '자연치유력'을 가지고 있다.

이를테면 상처가 나도 피가 멈추고 딱지가 생기면서 결국 상처가 아물거나, 햇볕에 탄 피부가 다시 원래의 피부로 돌아오듯이 말이다. 연고는 상처가 빨리 아물 수 있도록 도와줄지는 모르지만, 자연치유력이 없으면 피부는 원래 상태로 되돌아오지 못한다.

그뿐만이 아니다. 감기에 걸려 열이 날 때에도 땀을 배출하면서 열을 발산시켜 우리 몸을 건강하게 되돌려준다. 손톱이나 머리카락이 계속 자라는 현상도 자연치유력의 일종으로 생각하면 좋다.

몸에 유독한 물질이 들어오면 구토를 하거나 설사를 해서 그 물질을 없애버리는 장의 기능을 '면역력'이라고 하지만, 이것 또한 자연치유력의 일종이라고 보면 된다.

이처럼 두 기능이 거의 비슷해 한때는 면역력과 자연치유력이 같은 것으로 여겨져 왔지만, 사실은 몸이 가지고 있는 자연치유력 중의 하나가 면역력이다.

이 자연치유력은 사람이라면 누구나 다 가지고 있다.

그럼 유익균의 수가 줄어들어 균형이 깨진 상태 즉 '질병이 있는' 몸을 건강한 몸으로 되돌려 놓는 데에 장내 플로라가 어떤 공헌을 하는지에 대해서 이야기해 보겠다.

우선 당과 지방의 대사활성화에 대해서 이야기해 보자.

장내 플로라는 당분과 콜레스테롤, 중성지방과 같은 지방의 소화와 흡수를 조절하고, 우리 몸에 필요 없는 지방을 없애는 일을 한다. 그렇기 때문에, 뒤에서 자세히 다루겠지만, 장내 플로라는 혈당을 내려주고 당뇨병을 예방해준다. 또한 비만이 되기 어려운 몸을 만들어주는 것도 장내 플로라의 역할 중의 하나이다.

그리고 장내 플로라는 몸을 개선해주는 호르몬과 비타민을 생산하는 일에도 공헌을 한다.

비타민을 예로 들면 장내 세균은 비타민B1, 비타민B2, 비타민B6 그리고 엽산, 판토텐산, 비오틴, 나이아신이라는 비타민B군, 그리고 비타민K를 합성하는 능력을 가지고 있다.

비타민B12가 부족하면 말초신경증 장애가 일어나고 우울증과 기억장애와 같은 뇌장애까지 일어난다고 알려져 있다. 이 비타민B12를 만들어내는 것도 장내 플로라이다.

장의 연동운동을 활발하게 도와주는 것도 장내 플로라이다.

'변비'는 모든 질병의 원인으로, 변비가 생기면 유해균이 증식해 몸도 마음도 아프게 된다. 은둔형 외톨이자 가정폭력을 행사하던 소년의 이야기를 앞에서 소개했지만, 그 소년도 극심한 변비로 고생을 하고 있었다. 그러나 변비가 치료되자 폭력도 사그라졌다.

나는 치매도 변비와 깊은 연관이 있다고 생각한다.

변비의 최대 이유는 대변을 항문까지 끌어내지 못하는 연동운동의 저하에 있다. 다시 말해 연동운동이 좋아지면 변비가 해결되고 몸도 마음도 건강해진다는 뜻이다.

장내 플로라는 각종 장기의 기능 활성화와 유지에도 공헌하고 있다.

장내 플로라는 간과 콩팥 그리고 뇌의 움직임과 깊은 관계가 있고, 또 장내 플로라 속에는 각 장기의 기능을 활성화시켜주는 균들이 많이 있다.

아직 연구 중인 부분도 많이 있어, 앞으로도 장내 플로라가 자연치유력을 만들어내는 중요한 공장이라는 사실을 알려주는 새로운 발견은 서서히 나올 것이다.

동물 진화와 함께 성장하고, 사람과 함께 살아온 장내 플로라

사람과 장내 세균의 관계를 한마디로 요약하면 '집주인'과 '세입자'의 관계이다.

'집주인'은 집을 제공하고 '세입자'는 집세를 지불한다. 이러한 기브앤드테이크Give and Take 관계가 사람의 몸과 장내 플로라 사이에서도 성립하고 있다. 조금 더 나은 표현으로 '서로 도움을 주는 관계'라고 해도 좋을 것이다.

이러한 사이는 서로 도우며 함께 살기 때문에 '공생'이라고 부른다.

장내 세균은 사람하고만 공생하는 것이 아니라 곤충을 포함한 많은 생물들과도 공생 관계를 맺고 있다. 자신의 몸속에 세균을 살게 한 후 그 세균들이 만들어내는 영양소를 통해 허기를 극복하면서 끈질기게 생명을 이어가는 세균들도 많이 있다.

사람은 음식물을 섭취하면서 장내 세균에게 먹이를 제공한다. 그 대가로 세균들은 사람에게 필요한 일부 영양소를 만들어내고, 장내 세균의 균형을 맞춰준다.

그렇기 때문에 '일련탁생[2]'의 관계라고도 할 수 있다. '집주인'인 사람의 몸이 건강하면 장내 세균도 정상적으로 움직이지만, 불규칙적인 생활습관 등으로 건강이 깨져버리면 장 속에서도 유해균이 늘어나 질병에 걸리게 된다.

한 쪽은 좋고 한 쪽은 나쁜 공생 관계란 있을 수 없는 것이다.

지구의 오랜 역사를 되짚어 보면, 세균은 지구가 탄생했을 때부터 존재했다고 한다.

과히 대단하다고 할 수 있다. 몇십억 년이나 멸종하지 않고 살아남았으니까 말이다.

게다가 세균은 강장동물처럼 내장이 장밖에 없는 생물이 살았을 때에도 끈질기게 그 장 속에 존재하고 있었다. 그 속에서 음식물 섭취부터 시작해 흡수와 배설에 이르는 작업을 도와주며 먹이를 나누어먹었다. 이렇게 해서 세균들은 쾌적한 생존 환경을 얻을 수 있었다.

동물은 진화하면서 장기도 세분화되었다. 그러자 장내 플로라도 장기가 세분화될 때마다 새로운 기능을 갖추면서 '집주인'에게 도움이 될 수 있도록 기능을 향상시켜 갔다.

오히려 진화하면 진화할수록 장내 플로라 없이는 건강을 유지하기 힘들 정도였다. 이를테면 사람의 몸은 비타민B군과 비타민K를 만들 수 없지만, 장내 플로라는 그것들을 만들 수 있다. 극단적으로 말하면 사람은 비타민B군과 비타민K의 생성을 장내 플로라

---

2 잘잘못에 관계없이 끝까지 행동과 운명을 함께함.

에게 맡긴 셈이다. 어떠한 물질은 사람의 소화력으로는 소화시킬 수 없어 장내 플로라에게 소화를 '위임'하는 경우도 있다.

그것을 거부하지 않고 묵묵히 해내고 있는 것이 장내 플로라의 위대함 아닐까.

'공생'이라고는 하지만, 장내 플로라는 사람의 몸의 일부인 심장, 창자, 이자와 같은 '집주인'이 될 수는 없다. 장내 플로라는 다른 생물 즉 '이물질'이다.

자신의 몸속에 '이물질'이 살고 있다고 생각하면 조금 기분이 이상해질 것이다. 어쩌면 기생충과 같은 이미지가 떠오를지도 모른다. "기생충이라고 하면 불쾌한 기분이 들 테지만, 기생충이 사람

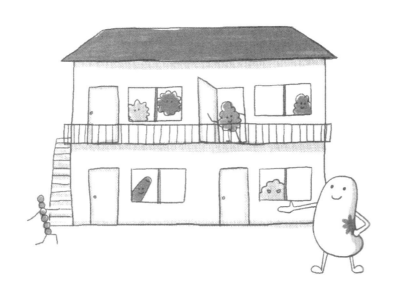

그림 4_ 사람과 장내 세균은 '집주인'과 '세입자'와 같다

의 몸에 악영향만 끼치는 것은 아니다."고 주장하는 사람들도 있다. 이 주장이 맞는지 틀린지는 모르겠지만, 장내 플로라가 '이물질'인 것은 어쩔 수 없는 사실이다.

그러나 이 '공생'은 인류의 역사가 시작되기 이전부터 이어져왔다. 바꿔 말하면 '집주인'은 중간 중간 변했어도 '세입자'는 이전부터 있었던 토박이들인 것이다.

'장내 플로라도 이물질이니 뱃속에서 모조리 없애버려야 한다.'고 생각하는 사람이 있을지도 모르지만, 그렇게 간단하게 생각할 문제가 아니다. 우선 장내 플로라가 전부 없어진다면 사람은 면역력이나 자연치유력도 잃어서 금방 죽게 된다.

실험에 따르면 사람의 몸속에 있는 장내 플로라는 오직 사람을 위해서만 일하는 것으로 밝혀졌다. 이를테면 쥐의 장내 세균을 사람에게 이식하면 그 속에 있던 장내 플로라는 그 기능을 다하지 못한다. 생물의 진화에 맞춰 장내 플로라도 진화했기 때문이다.

사람의 장관은 체외로 연결된 하나의 관으로 이루어져 있다. 그래서 체내란 엄밀하게 말하면 그 관의 바깥쪽이라고 할 수 있다. 장내 플로라는 장 안쪽 표면에 달라붙어 있기 때문에 체외라고 말하면 체외이다.

그렇기 때문에 장내 플로라는 사람에게 종속되어 있는 것이 아니다. 즉 장내 플로라는 '손아래'가 아니라 사람의 '동료'인 것이다.

뇌에는 없다! 사람의 '마음'을 조절하는 것도 장내 플로라이다

　지금까지 '몸'과 장내 플로라의 관계에 대해서 알아봤다면, 이제부터는 '마음'과 장내플로라의 관계에 대해서 알아보자. 그전에 질문 하나를 하겠다.

　'마음'과 '정신', 이 두 개의 차이점이 무엇이라고 생각하는가?

　흔히 '우울증'을 '마음의 병'이라고 말한다. 그리고 우울증이 생기면 사람들은 우선 '정신건강의학과'를 찾는다. 이쯤 되면 '마음'과 '정신'은 같은 의미라고 생각하는 사람이 많을 것이다.

　그러나 나는 '마음'과 '정신'은 다르다고 생각한다.

　'정신'은 뇌가 지배한다. 뇌가 조정하는 대로 생각하고 행동하는 것이 '정신'이다. 그러나 '마음'은 우리의 몸과 조금 더 깊은 연관이 있다. '마음'은 뇌뿐만이 아니라 내장이나 손과 발에도 관여한다. 다시 말해 나는 온몸에 마음이 퍼져 있다고 생각한다.

　그렇기 때문에 '몸의 뿌리'인 장은 '마음'과 밀접한 관계가 있다.

　이를테면 뇌는 TV 수상기와 같다. 뇌는 전파를 받아서 방송을 보는 사람들에게 영상을 제공하는 하드부분이다.

　한편 장은 각지에서 보내온 정보를 모아 영상으로 내보내는 방

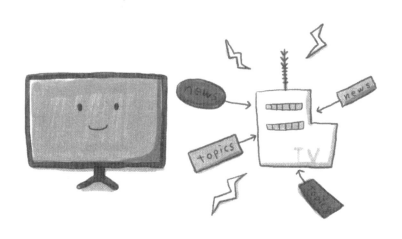

그림 5_ 뇌는 TV 수상기이고, 장은 방송국과 같다

송국과 같다. 즉 장은 소프트부분이다.

'정신질환'이란 뇌라는 수상기 즉 하드 기관의 장애를 말한다. 정신질환의 대표적인 예가 조현병이다. 조현병은 전파를 받은 하드가 수상기기 속에서 정리가 되지 않아 머리가 혼란해져버린 상태이다. 이 질병은 '정신건강의학과'의 담당이다.

그러나 '마음의 병'은 그렇지 않다. '마음의 병'은 몸 전체의 균형이 깨져서 생기는 질병이기 때문이다. 마음의 병은 특히 우리 몸의 사령탑인 '장'에 주목해야 한다.

'우울증'의 원인은 신경전달물질인 세로토닌과 도파민이 뇌에 결핍해서 생기는 데에 있다. 세로토닌과 도파민은 장내 플로라의 도움 없이는 합성되지 않는다는 사실은 서두에서도 이야기했다.

나는 '우울증'의 모든 원인은 세로토닌의 결핍에서 온다는 단순한 도식을 옳다고 생각하지 않는다. 그러나 뇌 이상으로 장, 그것도 장내 플로라가 '마음'을 조절한다는 사실을 사람들에게 인식시켜준 점은 매우 의미가 있다고 생각한다.

나는 단순히 세로토닌과 도파민을 늘리기보다는 장내 플로라의 유익균을 늘려서 건강한 장내 환경을 만드는 것이 '마음' 건강으로 이어진다고 보고 있다.

많은 환자들의 배를 진찰하면서 실감한 내용이지만, '우울증', '공황장애'를 앓고 있는 사람들의 배는 단단하거나 차가운 등 반드시 어떠한 이상 증상이 있다.

또한 그런 환자들의 장내 플로라는 유해균이 많거나 절대량이 줄어들어 있다.

그럼 어떻게 해야 좋을까?

그것에 대해서는 다음 장에서 이야기하겠다.

장내 플로라의 구성은 사람마다 모두 다르다

유전자 연구의 세계는 매일같이 진보하고 있다.

'군유전체학'은 진보하고 있는 유전자 연구 중 하나의 결과물이다.

본디 흙과 같이 자연환경 속에서 살아가는 미생물은 인위적으로 배양하기가 매우 어렵다. 그래서 연구 목적으로 사용되는 경우에도 사람이 직접 자연환경에서 미생물을 분리시킨 후 배양하고 증식해야만 했다.

군유전체학이란, 그 배양 단계를 거치지 않고 미생물들이 가진 핵산과 유전자를 모두 추출해서 수집한 후 그 구조를 전체적으로 나열하는 방법이다. 이 방법으로 미생물에 대해서는 물론이고, 특정 자연환경에 속한 미생물 집합체가 가진 유전자군도 알 수 있게 되었다.

장내 세균에 관한 연구도 각각 세균을 분리시킨 후 진행되고 있지만, 그 유전자에 대한 정보는 거의 없다. 그러나 군유전체학 연구가 발전되면 장내 플로라가 가진 유전자 구성과 생체기능에 대해서 조금씩 밝혀지는 것과 동시에 이미 밝혀진 장내 세균의 종류와 수도 눈에 띄게 늘어날 것이다.

그러나 사람들의 장 속에 서식하고 있는 세균의 종류는 개개인마다 다르다는 사실은 이미 명확하게 밝혀졌다.

자신이 가진 장내 세균의 구성 요소와 완전히 똑같은 장내 플로라를 가진 사람은 아무도 없다.

게다가 장내 플로라의 기본 성분은 유소년기에 결정되면 죽을 때까지 변하지 않는다. 물론 어른이 된 후 식생활과 생활습관 등으로 유익균과 유해균이 대폭 증감하는 경우는 있다. 그러나 전체의 구성요소는 거의 변하지 않는다.

신비하게도 혈연관계나 일란성 쌍둥이일지라도 완전히 똑같은 장내 플로라를 가진 사람은 단 한 명도 없다.

사람마다 장내 플로라의 구성이 다른 예로, 최근 노화방지에 작용하는 물질로 화제가 되고 있는 '이퀄[3]'에 대해서 이야기해 보자.

이퀄은 골다공증과 갱년기 장애 예방에 효과가 있다고 알려져 있다. 그러나 콩 속에 함유된 이소플라본을 기반으로 이퀄을 만들어낼 때에는 장내 세균의 힘이 필요하다.

그러나 이퀄을 만들어내는 장내 세균을 가진 사람은 절반밖에 되지 않는다.

그렇다고는 하지만 장내 세균이 달라도 비슷한 효과를 기대할 수는 있다. 그렇기 때문에 노화를 막을 수 없다며 섣불리 체념할 필요는 없다.

---

3 콩을 섭취했을 때 혈액에서 발견되는 대사물질인 이소플라본의 일종.

다만 자신의 부모나 형제, 자녀들이 자신과 똑같은 장내 세균을 가지고 있다고는 착각하지 말아야 한다.

'어린아이'에게 장내 플로라가 형성되는 방식

장내 세균의 기본 성분은 유아기에 결정되기 때문에 '어린아이' 였을 때에 어떤 장내 플로라를 형성하는가가 매우 중요하다.

우선 사람은 태아였을 때 어머니의 배 속에서 무균상태로 자란다. 그러나 태아는 산도産道를 지날 때에 어머니의 몸에서 여러 가지 세균에 감염된다.

자연 분만인지 제왕절개 분만인지에 따라서 생기는 세균의 수와 종류는 다르다. 제왕절개 분만일 때에는 산도를 지나지 않기 때문에 감염되는 세균의 수와 종류가 줄어든다. 또한 태어난 병원에 따라서도 그 수와 종류가 변한다.

그리고 모유를 먹는지 분유를 먹는지에 따라서도 변하게 된다. 모유를 먹으면 많은 세균과 접촉하게 되지만, 소독된 젖병으로 분유를 먹으면 세균과 접촉이 줄어든다.

그러나 일반적으로 생후 3~4일이 지나면 어린아이의 장 속에는 유익균인 비피더스균이 증가하고, 장내 플로라에서도 여러 가지 비피더스균이 생겨난다. 반면에 몸에 해로운 대장균 등은 100분의 1 이하로 감소한다.

어린아이의 대변이 황금색에 냄새가 심하게 나지 않은 이유는 장 속에 비피더스균이 많기 때문이다.

그러나 유아기 때의 비피더스균은 어디까지나 유아형 그 자체이다. 이유기에 들어가면 비피더스균은 성인형 비피더스균으로 바뀌어 장내 플로라도 안정적인 상태가 된다.

그래서 처음에는 누구나 어머니에게서 받은 비피더스균으로 장을 건강하게 지킬 수 있는 것이다.

출산 형태가 장내 플로라의 형성에 큰 영향을 준다는 점에서, 나는 자연 분만과 모유 수유를 통해 보다 많은 세균과 접촉하는 것이 좋다고 생각한다.

이미 현대사회에서는 어렵게 되었지만, 무균상태로 관리하는 병원에서 출산하는 것보다 세균이 조금 있는 집에서 출산하는 편이 좋다.

유아기 때에 유익균뿐만 아니라 대장균과 같은 유해균도 접해 봐야 세균에 익숙해지고 면역력도 높아진다. 고지식하게 책만 붙들고 외국어 공부를 한 학생보다 외국 드라마나 영화를 보면서 외국어를 공부한 학생이 회화를 더 잘하는 것처럼 말이다. 우리의 몸은 '순수배양'으로는 살 수 없다.

아토피로 고생하는 아이와 건강한 아이를 비교했더니, 생후 1개월 때의 건강한 아이의 장내 세균 수와 그 종류는 아토피가 있는 아이에 비해 매우 많았다는 연구 결과가 있다.

왜 우리나라는 '무균'에 집착하게 되었을까. 이렇게 무균에 집착하면서도 비피더스균과 유산균을 많이 섭취하라고 조언한다.

비피더스균도 유산균도 '세균'의 일종인데 말이다. 나는 이것을 모순이라고 생각한다.

장내 플로라는 생활습관, 환경, 나이에 따라 크게 변한다

유아기 때에 형성된 장내 플로라의 성분은 변하지 않는다고 말했는데, 각각의 세균이 몸속에서 차지하는 비율은 나이가 들면서 점점 변한다.

어린아이였을 때에는 장내 플로라에 비피더스균이 상당히 많은 비율을 차지하고 있지만, 유아기에 접어들어 성인과 똑같이 식사하기 시작하면 기회균의 세력이 점점 강해지고, 성인이 되면 비피더스균의 점유율은 거의 10~20퍼센트밖에 되지 않는다.

이러한 상태가 잠시 이어지다가 노년기에 접어들어 60세 전후가 되면 또다시 큰 변화가 나타난다.

이전에는 그 수가 적었던 웰시균과 대장균 같은 유해균은 60세 전후가 되면 점차 늘어나기 시작한다. 노년기에 들어선 사람들 중 비피더스균이 없는 사람은 30퍼센트에 달했고, 웰시균을 보유하고 있는 사람은 80퍼센트 정도인 것으로 밝혀졌다. 노년이 되면 장의 연동운동도 둔해져서 변비에 걸리기 쉽다. 그 결과 장이 부패해 유해균이 많이 생기게 되고, 그 유해균이 발암물질과 같은 다양한 유해물질을 만들어내기도 한다. 이렇게 유해균이 많은 장 상태를 '노인의 장'이라고 부른다.

'장의 나이'라는 말이 있다.

사람이 나이 들면서 변하는, 장내 세균의 세력 분포를 통해 우리의 장 나이를 짐작할 수 있다.

이 정도 세균 균형이면 몇 살 정도 된다고 단정 지어 말할 수는 없지만, 유해균이 많은 장은 신체 노화를 촉진시키고 질병의 원인이 되는 것만은 확실하다. 그렇기 때문에 장내 환경을 확인하는 것은 건강을 유지하는 데에 매우 중요하다.

건강한 사람이라면 대부분 실제 나이와 장 나이에 큰 차이가 없지만, 편식을 하거나 생활습관이 불규칙하면 아무리 10대, 20대라도 60대, 70대 같은 장 나이를 가지게 된다.

내가 진료하는 젊은 환자들 중에도 배를 진찰하면 고령자처럼 배가 차갑거나 단단한 사람들이 많이 있다.

또한 반대로 고령이라도 마치 '부드러운 떡'처럼 배가 부드럽고 따뜻한 사람도 있다. 이러한 사람은 그다지 병원에 올 일이 없기 때문에 내가 진찰할 일은 거의 없지만 말이다.

중요한 것은 장내 플로라의 균형 변화는 고령자만의 문제가 아니라는 사실이다. 이를테면 스트레스나 질병도 장내 세균들의 세력 분포를 변화시키는 큰 원인이 된다.

스트레스란 일상이나 직장에서 오는 긴장감과 정신피로라는 의미로 널리 쓰이지만, 더위와 추위, 육체노동이나 영양부족 등 몸에 부담을 주는 모든 요소들이 스트레스이다.

특히 스트레스를 많이 받으면 비피더스균이 급격히 줄어들어 장내 플로라가 노인형으로 바뀐다. 이렇게 바뀐 장내 플로라가 원래 상태로 되돌아오기까지는 1주일 정도가 걸린다. 물론 질병과 수술도 스트레스에 큰 영향을 미친다.

이렇듯 장내 플로라는 다양한 것이 원인이 되어 비교적 빈번하게 세력 분포가 변한다.

쾌변은 균형 잡힌 장내 플로라에서 시작된다

그럼 어떻게 하면 장내 플로라의 상태를 확인할 수 있을까?

대답은 간단하다. 대변을 확인해 보면 된다.

건강한 사람의 대변은 80퍼센트가 수분으로 되어 있다. 그리고 나머지 20퍼센트 중의 3분의 1이 음식 찌꺼기, 3분의 2가 장내 세균과 찢긴 장 점막으로 채워진다. 이미 죽은 장내 세균뿐만 아니라 아직 살아 있는 장내 세균도 대변으로 배출된다. 약 1그램의 대변 속에 1조 개의 장내 세균이 들어 있다고 한다.

이러한 식으로 매일 장내 균형이 유지되는 것이다.

보통 한 사람이 하루 평균 100~200그램의 대변을 내보내는데, 대부분 대변의 상태를 보면 장내 환경을 파악할 수 있다.

우선 확실한 현상이 '설사'와 '변비'이다.

이 두 가지는 정반대의 현상이지만 장내 균형이 깨져서 일어나는 현상이라는 점에서는 똑같다.

'설사'와 '변비'의 주된 원인은 스트레스이다. 사람은 스트레스가 쌓이면 장 속에서 유익균이 줄어들고 유해균이 증가해 원활한 배변 활동을 할 수 없게 된다. 그 결과 남성은 대부분 설사를 하고,

여성은 대부분 변비에 걸리게 된다.

이것을 '과민성 대장 증후군'이라고 부른다. 남성들은 배가 더 부룩하고 자주 화장실에 가고 싶은 증상을 많이 느낀다. 나는 어쩌면 이것은 장 상태가 좋지 않아서 생기는 '마음의 병'이 아닐까 하고 생각한다.

여성들도 변비로 고생하는 사람이 많이 있다. 변비에 걸리면 피부도 거칠어지고 기분도 가라앉는다. 변비 또한 '마음의 병'으로 발전할 우려가 있다.

그럼 대변이 어떤 상태이어야 이상적인 장내 균형이라고 할 수 있을까?

무엇보다도 우선 대변의 양이 중요하다. 몸이 건강하고 장내 플로라 속에 유익균이 우세하면 반드시 일정량 이상의 대변이 나온다. 아무리 적어도 100그램, 많으면 200그램 정도의 대변이 나오는 것이 이상적이다. 조금 더 구체적으로 말하면 바나나 2~3개의 분량이다.

그러나 현대사회에서는, 특히 여성은, 대변을 100그램까지 보는 사람은 거의 없다.

그만큼 스트레스가 많고 장내 환경이 악화되었다는 증거일 것이다.

대변의 색과 냄새도 중요하다. 색은 노란색부터 황갈색까지가 좋고, 냄새도 그다지 심하지 않은 것이 좋다. 비피더스균이 많은 어린아이의 대변에서는 그다지 심하지 않은 시큼한 냄새가 난다.

성인의 대변에서 그러한 냄새를 기대하기는 어렵지만, 유익균이 우세한 대변은 그다지 냄새가 심하지 않다.

수분은 물에 가볍게 뜰 정도의 함유량이면 된다. 굵기도 된장이나 치약 통 정도로 그다지 힘들이지 않고 대변이 시원스럽게 나올 정도가 좋다.

대체적으로 이런 대변을 매일 본다면 장내 플로라는 매우 건강하고 할 수 있다.

그러나 변비가 되면 수분이 적어 대변이 단단해질 뿐만 아니라 냄새도 심하고 배출할 때에 힘이 많이 들어가 항문이 찢어져서 생기는 치질의 원인이 되기도 한다.

반대로 수분이 많은 설사에도 문제점은 많이 있다.

게다가 장이 수분을 제대로 흡수하지 못하면 설사와 변비가 번

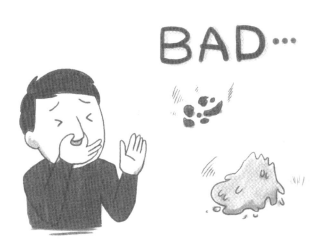

그림 6_ 장 건강은 대변으로 알 수 있다

갈아가며 나오는 증상이 생기게 된다.

이러한 현상은 대부분 유해균이 우세한 장내 플로라가 보내는 경고이다.

정밀검사도 필요 없다. 대변을 보는 것만으로도 장내 균형을 간단히 살펴볼 수 있다.

대변 이식은 극적으로 질병을 고쳐줄까

대변의 이야기가 나온 김에 현재 최신의료기술의 하나인 '대변 미생물 이식'에 대해서도 함께 이야기해 보자.

미국에서는 건강한 사람의 대변을 채취해 식염수로 녹인 후 클로스트리디움디피실리 감염에 걸린 환자의 대장에 넣었더니 감염이 치료되었다는 이야기가 TV에 보도된 적이 있었다. 생명유지장치가 필요할 정도로 건강이 악화된 환자에게 이 치료법을 실행했더니 이튿날 건강이 회복되었다는 사례도 있다.

요약하면 '대변 미생물 이식'은 다른 사람의 대변을 이식해서 질병을 치료한다는 치료법이다.

이를테면 지금 만성 설사로 고생하고 있는 사람이 있다고 치자. 그 사람의 대변을 확인했더니 유익균은 거의 파괴되었고, 유해균과 기회균이 대부분이었다. 어떻게 해야 장내 환경을 바꿀 수 있을까 하고 생각했을 때, 이 이식 방법을 사용한 것이다.

건강한 사람의 대변에 있는 장내 세균을 환자의 장에 이식해 유익균이 우세한 장내 플로라로 바꾸는 방법이다.

실제로 토끼나 코알라 새끼는 어미의 대변을 먹고, 그 장내 세균을 받아들인다고 한다.

이 대변 이식은 사람의 체질 개선에도 도움을 준다. 알레르기나 비만을 비롯한 다양한 증상을 개선해줄 가능성이 있다는 기대도 있다. 대변에 있는 미생물 중에 이로운 미생물만을 추출해 이식하는 방법도 생각되고 있다.

솔직하게 말하면 나는 이 치료법에 회의적이다.

그 이유는 몇 가지가 있지만, 우선 대변 자체가 감염의 원인이 될 우려가 있기 때문이다. 대변에 포함된 세균은 결코 몸에 좋을 수 없고, 아무리 건강한 사람의 대변이라도 감염의 위험이 전혀 없는 것은 아니다.

게다가 유효한 세균만 채취해 이식한다고 해도 무엇이 이로운 세균이고 무엇이 해로운 세균인지 판단하는 것은 매우 어렵다.

유익균, 유해균이라는 분류는 있어도 아직 각각의 장내 세균이 어떤 활동을 하고 있는지는 충분히 해명되지 않았다. 실제로 유익균의 일종과 유해균의 일종은 서로 도우며 살아가고 있다. 그중에 유익균만을 채취한다고 해도 기대한 결과가 나오지 않을 가능성이 크다.

사람의 장에 다른 사람의 장내 세균을 넣어도 그 사람이 살 수 있을까라는 의문도 있다.

한때 '커피 관장'이 유행한 적이 있었다. 커피에 들어 있는 카페인이 일반 관장약보다 많은 독소를 빼줘서 장을 보다 깨끗하게 해준다는 관장 방법이다. 커피 관장을 하면 장내 환경이 좋아지고 살이 빠진다고 사람들은 주장했다.

나는 대변 미생물 이식에서 커피 관장과 비슷한 안이함을 느낀다.

장내 플로라가 그렇게 간단하게 결과를 맺을 정도로 단순한 것일까?

군유전체학 등 최신과학기술에는 장내 플로라에 대한 정보가 많이 있다. 그러나 암세포가 발생하는 원인이 명확하지 않은 것처럼, 장내 플로라에 대해서도 밝혀진 바가 많지 않다.

단순히 이렇게 하면 장내 환경이 바로 좋아진다는 '마법의 약'이 있다고는 생각하지 않는다.

| 2장 |

장내 플로라가 만드는 **위대한 힘**

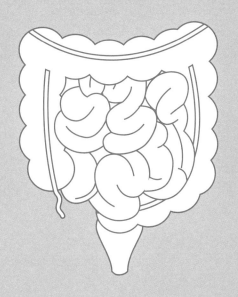

소의 큰 몸집은 장내 플로라가 만든다

아무리 생각하도 불가사의하지 않은가?

이렇게나 크고 근육이 단단한 소가 고기나 생선이 아니라 고작 풀을 먹고 산다는 것이 말이다. 풀 속에는 소가 느끼기에 충분할 만큼의 많은 양의 단백질이 들어 있을 리가 없다.

소가 풀만 먹고도 그렇게 큰 몸집을 유지할 수 있는 이유는, 장내 세균이 위 속에서 셀룰로스(풀의 식이섬유)를 단백질로 만들어 주기 때문이다.

'위 속에 장내 세균이라니. 조금 이상하지 않아?' 하고 생각하는 사람도 있을 것이다. 그러나 사람의 위에는 강한 위산이 있어서, 장만큼 많은 세균은 아니더라도, 장내 세균이 충분히 살아갈 수 있다.

물론 소의 위도 마찬가지이다.

장내 세균을 비롯한 미생물들은 식이섬유를 원료로 단백질을 만들어내고, 소는 장에서 그 단백질을 흡수한 후에 세포와 호르몬을 만들어낸다.

즉 살아 있는 생명에게 기본이 되는 세포는 단백질(아미노산)

이다.

사람에게는 체내에서 합성할 수 없는 9종류의 아미노산이 있다. 이것이 이른바 필수 아미노산으로, 이는 음식을 통해서 섭취해야 하는 아미노산이다.

소의 경우, 위에 있는 장내 세균과 미생물들이 필수 아미노산 섭취를 해결해준다.

소가 음식물을 섭취한 후 단백질로 만들어내는 모습을 간략하게 살펴보자.

소는 반추동물 중의 하나로, 한 번 먹은 풀을 다시 씹어 삼키면서 영양분을 흡수한다. 이러한 행동은 양도 마찬가지이다.

되새김질을 하면서 위에 음식물을 넣기 때문에 위가 4개나 존재한다. 첫 번째 위인 제1위를 '혹위'라고 부른다. 다 자란 소의 경우, 혹위가 200리터에 달할 정도로 크다. 그리고 장내 세균을 비롯한 다양한 미생물들은 이 혹위에 서식한다. 말하자면 혹위는 '거대한 발효 탱크'인 셈이다.

제1위에 들어간 음식물들은 장내 세균의 힘에 의해서 짧은 사슬 지방산을 만들어낸다. 제1위에서 흡수된 일부 음식물을 제외한 나머지 음식물은 제2위로 보내진다. 이렇게 보내진 음식물은 입으로 되돌아와서 되새김질되어 침과 함께 또다시 삼켜진다.

침은 소화를 돕는 역할도 하지만, 단백질을 합성하는 데에 없어서는 안 되는 질소를 흡수하는 역할도 한다.

이렇게 삼킨 음식물은 제3위에서 한 번 더 발효된 뒤에 제4위로 넘어간다. 제4위에서 또다시 소화된 음식물은 소장으로 넘어간다.

제1위에서 장내 세균과 미생물이 하는 작용은 주로 세 가지이다.

　첫 번째는 셀룰로스나 전분과 같은 탄수화물을 발효시켜서 아세트산, 부티르산, 프로피온산을 주체로 하는 '짧은 사슬지방산'을 만들어내는 작용이다. 이것이 소의 활동 에너지원이 된다.

　두 번째는 미생물들의 영양분이 되는 단백질을 합성하는 작용이다. 음식물에 포함된 단백질과 질소는 미생물의 기본 영양분이 된다. 첫 번째 작용으로 만들어진 짧은 사슬지방산을 가지고 글루타민이나 알라닌 등 아미노산을 만들고, 그 일부에다가 단백질을 합성하면 미생물의 먹이가 된다.

　게다가 미생물 자체가 소의 단백원으로 이용되기 때문에 단백질 합성은 소에게도 매우 유용한 작용이다.

　세 번째는 몸을 조절해주는 비타민을 생성하는 작용이다. 비타민A, 비타민E는 소의 주식인 풀로도 섭취가 가능하지만, 비타민B를 비롯한 많은 비타민군은 미생물이 생산한다.

　장내 세균을 비롯한 미생물들이 에너지, 단백질, 비타민을 생산해주기 때문에 소는 풀만 먹어도 그렇게 큰 몸을 유지할 수 있는 것이다.

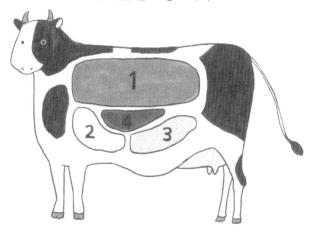

소의 제1위는
음식물 발효 탱크이다

그림 7_ 소의 위 네 가지

장내 플로라가 있으면 '안개'만 먹어도 살 수 있을까

예로부터 중국의 신선들은 '안개'만 먹고 산다고 한다.

어디까지나 '전설'에 지나지 않지만, 장내 플로라의 입장에서 보면 어느 정도는 가능한 이야기이기도 하다.

잘 알려진 예로 오스트레일리아 북쪽에 있는 뉴기니라는 섬에 사는 파푸아족의 이야기가 있다.

파푸아족이 중국의 선인들처럼 '안개'만 먹고 사는 것은 아니지만, 그들은 주식으로 감자와 고구마만 먹고 산다고 한다.

즉 파푸아족은 동물성 단백질을 거의 먹지 않는 것이다.

하지만 주식과는 상관없이 그들의 몸은 우람하고 튼튼하다.

파푸아족을 연구한 결과, 그들의 배 속에는 질소를 단백질과 합성시키는 장내 플로라가 활발하게 활동하고 있다는 사실이 밝혀졌다. 그렇기 때문에 그들은 호흡을 통해 공기 중에 떠다니는 질소분을 들이마시기만 해도 영양분을 얻을 수 있는 것이다.

영양분은 음식물로 섭취된다는 논리가 깨진 이 결과에 모두 경악을 금치 못했다.

그 덕분에 저단백질에 익숙해진 파푸아족 중에는 가끔 열리는 축제 때 돼지고기를 먹으면 배에 탈이나 죽음에 이르는 사람까지 있다고 한다.

즉 장내 플로라가 이미 저단백질에 맞춰서 완성되었다는 뜻이다.

그렇게 생각하면, 음식을 먹지 않고도 살 수 있는 사람이 세상에 존재한다고 해도 절대 이상한 일이 아닐 것이다. 본래 배출되어진 노폐물이 장내 플로라에 의해서 재사용된다면 그런 '기적'이 일어날지도 모른다.

상식에서 벗어난, 아주 적은 식사량만으로 건강을 유지하는 사람들이 있다. 이렇듯 '불식不食'까지는 아니어도 '소식小食'을 하면서 건강을 유지하는 비결도 역시 장내 플로라에 있다.

소식하는 사람들의 장내 플로라는 소와 같은 형식으로 구성되어 있다.

소식을 하는 사람들은 많은 영양을 섭취하기 위해 비록 조금일지라도 곡류나 채소를 먹는 것이 결코 아니다. 그들은 장내 플로라가 활발하게 일할 수 있도록 약간의 음식을 섭취하면서 먹이를 주는 것이다.

장내 플로라는 자신에게 먹이를 주면 열심히 일하고, 설령 사람이 버리는 물질이라도 우리 몸에 영양이 될 수 있도록 바꿔준다. 이를테면 공기 중에 떠다니는 질소를 단백원으로 만들어 줄 정도이다.

'불식'과 '소식'을 한 후에 화제가 된 사람들은 대부분 체력이 좋고 수면 시간이 짧은 것이 특징이다. 그러한 사람들은 음식물을 소화시켜야 한다는 부담감이 몸에 적어서 쉽게 피곤하지 않은 것이다.

사람이 직접 맡아서 하고 있는 음식물의 소화와 흡수 그리고 영양성분의 분해를 장내 플로라에게 맡기면, 거기에 썼던 에너지를 다른 곳에 쓸 수 있을지도 모른다.

그러나 나는 누구나 다 불식과 소식을 할 수 있다고 생각하지는 않는다.

그 이유는, 우선 '소와 같은 장내 플로라'를 만드는 것이 어렵기 때문이다. 채식만 하면 된다고 생각할지도 모르지만, 셀룰로스를 분해하는 세균이 장 속에 상당히 많지 않으면 장내 플로라는 에너지도 단백질도 만들어 내지 않는다.

공기 중의 질소를 아무리 잘 이용한다고 해도 파푸아족과 같은 장내 플로라를 만들지 않으면 안 된다.

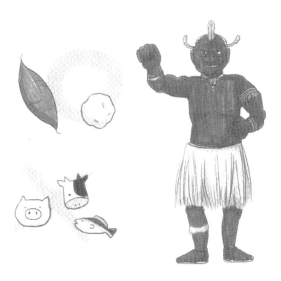

그림 8_ 감자와 고구마만을 먹어도 체구가 우람한 파푸아족

태어났을 때의 체질도 중요하지만, 파푸아족과 비슷한 장내 플로라를 만들기 위해서는 아마 '수행'과 같은 노력을 쌓아야만 할 것이다.

그러나 꼭 그렇게까지 할 필요가 있을까 하고 나는 생각한다.

맛있는 음식을 먹고 맛있는 술을 즐기는 것을 좋아하는 나로서는 음식이 인생의 최대 즐거움 중의 하나이기 때문이다.

'우울증', '불면증'도 장내 플로라가 정돈되면 치료된다

여기서 또다시 질문 하나를 하겠다.

만약 친구가 빚 독촉에 시달린 나머지 괴로워서 잠을 잘 수 없게 되었다면, 우리는 그 수면부족 증상을 어떻게 치료해 주어야 할까.

만약 그 친구가 "나는 잠을 자지 않아도 상관없어."라고 말한다면 굳이 수면부족 증상을 치료해 줄 필요는 없다. 끝까지 잠을 자지 않으면 '세상에서 가장 잠을 자지 않는 사람'이라는 유명인사가 될지도 모르기 때문이다. 그러나 그것은 무리이다. 유명인사가 되기 이전에 아마 몸에 고장이 나 쓰러져서 더욱더 궁지에 몰린 상태가 되어버릴 것이다. 친구로서도 그러한 상황이 될 때까지 방관하기는 어려울 것이다.

그럼 친구가 잠을 잘 수 있도록 돈을 빌려주면 될까? 돈을 빌려주면 일시적으로 불면증이 완화될지도 모른다. 그러나 그 돈으로 빚을 갚아서 당장의 급한 불은 끄더라도, 새로운 빚이 또 생겼기 때문에 불면증은 다시 시작될 것이다. 그렇기 때문에 돈을 빌려주는 방법은 불면에 근본적인 치료가 되지 않는다.

그럼 술의 힘을 빌려서 잘 수 있도록 술을 사주고 고민을 들어주어야 할까?

아니면 같이 노래방이라도 가서 기분전환을 시켜주어야 할까?

가장 간단한 방법으로, 효과 좋은 수면제를 처방받아서 친구에게 주어야 할까?

모두 정답이 아니다. 이것들 역시 일시적인 방법으로 근본적인 해결 방법이 되지 못한다.

그럼 어떻게 해야 좋을까?

'빚 독촉에도 신경 쓰지 않고 잠을 잘 수 있는 긍정적인 체질'로 바꿔주는 것이 가장 좋은 방법이다. 불면증을 해소하는 데에는 무엇보다 '체질' 개선이 중요하기 때문이다.

수면제는 뇌의 움직임을 강제로 둔하게 만들어서 우리의 몸이 쉴 수 있도록 도와주는 물질이다. 그렇기 때문에 수면제 복용은 결코 체질 개선으로 이어지지 않는다. TV 수상기에 비유하면, 무리하게 전파를 끊어서 영상을 꺼버리는 것과 같다.

사나흘이나 잠을 자지 못해서 몸이 쇠약해진 경우라면 긴급 피난처로써 수면제를 사용해도 된다. 그러나 어디까지나 일시적으로 사용하는 것이 좋다. 그렇지 않으면 약물 의존증에 빠질 위험이 높아진다.

게다가 수면제는 장내 환경을 망가뜨려서 장내 플로라의 움직임을 둔하게 만든다. 또한 사람을 '평온'하게 만들어주는 세로토닌의 생산량도 뚝 떨어뜨린다.

일반적으로 현대의학에서 사용하는 '불면증' 치료제는 모두 뇌에 무리를 주는 것들뿐이다. '뇌를 쉬게 하면 그것으로 끝'이라는 생각에서 벗어나야 한다.

　뇌는 쉴 수 있어도 '마음'은 쉬지 않기 때문이다.

　'우울증' 치료에 사용되는 항우울제도 수면제와 매우 비슷하다.

　항우울제도 뇌에만 집중한 약이기 때문에 장이 조절하는 '마음' 부분에 대해서는 아무래도 소홀할 수밖에 없다.

　또한 본래 항우울제에는 장관을 확장시키는 작용이 있다. 그래서 영양을 흡수한 후에 생긴 대변이 장에 남기 쉽다.

　게다가 항우울제를 복용하고 있는 '우울증' 환자들은 대부분 외출을 하지 않고 집에만 있는 경우가 많아서 운동부족에 빠지기 쉽다. 그렇게 되면 장의 연동운동이 둔해지고 장관도 확대되어서 대변이 밖으로 나오기가 더욱더 힘들어진다.

　그렇기 때문에 항우울제에는 '변비'라는 부작용이 늘 따라다닌다.

　변비 때문에 유해균이 늘어난 장내 플로라는 우울증 치료에 없어서는 안 되는 세로토닌을 합성하는 힘을 점점 잃게 된다.

　그렇다고 항우울제를 나쁘게만 생각해서는 안 된다. 일반적으로 항우울제에는 뇌에 영향을 주는 세로토닌의 농도를 높여주는 효과가 있고, 확실히 그 효능은 높다. 그대로 방치하면 자살이라는 극단적인 선택을 할지도 모르는 중증 환자의 경우라면 항우울제를 처방하는 것이 옳다. 그렇기 때문에 항우울제의 존재를 전면적으로 부정하는 것은 아니다.

　다만, 그 정도로 중증 환자가 아닌 사람이 항우울제에 너무 의존해서 장이 망가진다면, 그것은 오히려 역효과라고 나는 생각한다.

눈앞에 보이는 질병을 치료하기보다는 몸과 마음의 체질을 개선하는 것이 중요하지 않을까. 그러기 위해서는 우선 장내 환경을 정돈해야 한다.

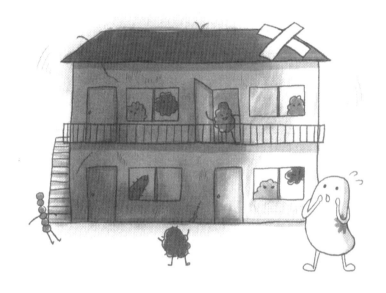

그림 9_ 유해균이 늘어나면 질병에 걸리기 쉽다

'등교 거부'와 '거식증' 치료도 장내 플로라가 열쇠를 쥐고 있다

왜 현대의학에서는 '마음의 병'이라고 하면 뇌에만 집중하는 것일까. 나는 이전부터 이 점에 대해서 매우 유감스럽게 생각해 왔다. 장내 환경, 더욱이 장내 플로라의 움직임에 눈을 돌리면 많은 환자들을 치료할 수 있을 텐데 말이다.

나는 몇 번이나 경험했다.

'마음의 병'이 있는 환자가 "대학병원 정신건강의학과처럼 검증된 병원에서 진료받는 것이 좋다."는 의견에 휘둘리지 않고 나를 찾아와 장을 치료한 후 질병이 완치된 사례를 말이다. 그러나 '마음에 병'을 앓고 있는 환자들은 대부분 정신건강의학과를 찾는다.

현대의학은 멀미를 하면 멀미약, 혈압이 높으면 강압제, 위가 아프면 위장약이라는 공식을 만들었고, 어떠한 증상이 있을 때마다 그 공식에 맞는 약을 처방한다. 병원 경영 입장에서 보면, 가능한 약을 처방해서 치료비를 많이 받는 게 이득이 된다.

그렇기 때문에 '마음의 병'이 있으면 뇌에 효과가 좋은 항우울제나 정신 안정제를 처방하고, 위가 아프면 위장약을 처방하는 것이다.

하지만 그런 처방 때문에 환자들은 쉽게 '약물 과용'에 빠지게 되고, 많은 양의 약을 흡수해야만 하기 때문에 위도 장도 지치게 된다.

그 결과 장내 플로라는 유해균 덩어리로 변해 버린다. 이렇듯 장 속에 유해균이 늘어나서 질병이 나아지지 않는 것뿐인데 사람들은 '역시 치료할 수 없는 질병'이라며 자신의 증상을 체념해 버린다.

나는 많은 사람들에게 알리기 위해 "뇌뿐만이 아니라 장도 정돈할 필요가 있다."고 환자들에게 말한다. 그러나 '뇌 지상주의'를 바꾸는 것은 좀처럼 쉬운 일이 아니다.

앞에서도 말했지만, 은둔형 외톨이로 가정폭력을 일삼았던 소년은 그의 어머니가 나를 믿고 아들을 병원으로 데리고 와서 질병을 치료할 수 있었다.

그 어머니는 이미 대학병원을 비롯해 개인병원과 여러 의료시설을 다녔지만 아들의 증상이 나아지지 않아서 더 이상 갈 병원이 없었는지도 모른다. 그리고 주변 사람들에게 배를 진찰받는 것보다 정신건강의학과에 가는 것이 좋을 거라는 충고도 들었을 것이다.

그러나 자녀를 치료하고 싶다는 간절한 바람에서 비롯된 '어머니의 힘'이 그 충고를 뿌리친 것이다.

거식증 또한 '마음의 병'으로 장내 플로라가 재생하지 않으면 쇠약해진 몸과 마음을 고칠 수 없다.

'식욕'은 배가 고프면 자연히 일어나는 현상이다. 이 자연스러운 현상을 거스르기 시작하면서 뇌에 장애가 일어나고 정신이 불안해지는 것과 동시에 장관의 기능도 무너져버리게 된다. 또한 장내 플로라가 제대로 작동되지 않기 때문에 '자연치유력'도 없어지게 된다.

거식증을 치료할 때에도 가족의 힘이 중요하다.

병원에 입원을 하면 우선 링거 주사를 통해 영양을 보급받게 된다. 그러나 링거에 너무 의존하면 더욱더 음식을 먹기가 힘들어진다. 게다가 링거 주사에 의해 수분 과다 상태가 되면 환자에게 구토 증상이 일어나기도 한다.

역시 어떠한 형태로든지 음식은 입으로 먹는 것이 좋다. 음식을 입으로 먹지 않으면, 한 번 망가진 장내 환경은 다시 회복되지 않는다.

나는 병원에 다니지 않고 자신이 직접 자녀를 치료하고 싶다고 생각한 어머니를 알고 있다. 그녀는 물부터 시작해 차츰차츰 미음과 죽을 자녀에게 먹이면서 거식증을 치료해 주었다.

환자의 몸을 치료해야만 하는 병원이 왜 이토록 소중한 장내 환경을 망가트리는 것일까.

유아기 때 실패한 장내 플로라 형성은 성인이 되어서
보완할 수 있다

앞에서는 어머니의 사랑에 대해 이야기했지만, 반대로 부모 특히 어머니에 의해서 장내 플로라가 늦게 형성된 사례도 있다.

아이는 부모의 보살핌을 받고 자란다. 그만큼 부모의 보살핌이 아이에게 중요한 요소로 작용한다는 뜻이다. 또한 '세 살 적 버릇이 여든까지 간다.'는 말이 있다. 어렸을 때 생긴 성향은 나이가 들어도 바뀌지 않는다는 의미로, 이 말은 '장'과 '마음'에도 해당된다.

간단하게 말하면 세 살 때까지의 수유 방식과 이유식 먹는 방식 그리고 부모가 양육하는 방식에 의해서 장이 어떻게 자라고 장내 플로라가 얼마나 성장하는지가 결정된다.

이를테면 어머니가 우울하고 초조한 상태이거나, 불안정한 상태에서 수유를 하게 되면 아이의 장은 정상적으로 발육되기 힘들어진다. 그리고 장을 중심으로 한 장관이 발달하지 못하면 건강한 '마음'을 형성할 수 없게 된다.

게임에 빠진 남편 때문에 어머니가 괴로워하다가 결국 어린 자녀를 데리고 집을 나가버린다거나, 어머니가 자신의 스트레스를 해소하기 위해 어린 자녀를 학대하는 등 현대사회에는 이처럼 불행한 사건이 많이 일어나고 있다.

TV를 통해 그런 뉴스를 볼 때마다 내가 제일 먼저 걱정하는 것이 아이들의 장 형성이다.

최근 소년들의 흉악범죄가 늘어나고 있는데, 나는 이것도 불행한 환경에서 유아기를 보낸 청소년들이 제대로 발달되지 못한 장과 장관을 가지고 있기 때문은 아닐까 하고 생각한다.

이것은 어른이 되어서도 그 속박에서 벗어나기가 좀처럼 힘들다. 아동학대를 받고 자란 아이들은 어른이 된 후 자신의 자녀에게 학대를 저지를 확률이 보통 사람들보다 높다고 한다. 이러한 현상도 원인은 장과 장관에 있다.

잘 자라지 못한 장은 다음 세대의 장도 잘 자라지 못하게 만드는 '악순환의 고리'를 낳는다.

그러나 절망하지 않아도 된다.

"나는 어렸을 때에 부모에게 학대를 받았으니까 평생 불완전한 장을 가진 채 고생을 하며 살게 될 거야." 하고 낙담할 필요는 없다.

이러한 경우라도, 백 퍼센트 좋아지기는 어렵지만, 상당히 개선될 수는 있다.

내가 이전에 진찰한 환자 중에서도 어렸을 때 학대를 받은 기억을 품은 채 성인이 된 사람이 있었다.

그 사람은 학대의 기억 때문에 마음도 몸도 불안정한 채 성인이 되었다. 몸은, 초등학교 시절부터 천식을 앓았고, 성인이 되어서도 그 천식은 나아지지 않았다. 마음적인 부분에서는 쉽게 화를 내고 폭력을 휘두른다거나 죽고 싶다는 생각을 자주 하는 등 감정을 조절하기가 어려웠다.

그 환자는 이러한 현상을 치료하기 위해 줄곧 천식약과 신경안정제를 복용했다고 한다. 그러나 약을 먹어도 증상이 나아지지 않았기 때문에 나를 찾아온 것이다. 누군가에게 배를 진찰받으면 나아질지도 모른다는 조언을 들었다고 한다.

그 환자의 배를 만져보니 놀라울 정도로 배가 단단하고 차가웠으며 심장 소리도 보통 사람들보다 크게 들렸다. 나는 그 환자가 장과 장내 플로라가 충분히 성장할 수 없는 환경에서 자랐다는 사실을 금방 짐작할 수 있었다.

이정도 증상이라면 스테로이드를 써야 한다고 생각했다. 나는 일단 동양의학 의사로서 진찰을 하지만, 효과가 있다고 판단되면 동서양을 막론하고 약을 처방한다.

여러 가지 부작용은 있지만, 스테로이드에는 '바다를 사막으로 바꾸는' 효능이 있어서 장에 있는 쓸모없는 수분을 몸 밖으로 배출해준다. 나는 이 환자의 장을 정돈하기 위해서는 어느 정도는 강한 약이 필요하다고 생각했다.

정신안정제와 같은 뇌에 집중한 약에서 장에 집중한 약으로 바꾸는 것만으로도 이 환자의 증상은 몰라보게 좋아졌다.

풍요로운 시대가 낳은 장과 마음의 불균형

'마음의 병' 중에서 가장 무서운 것이 '자살'이다.

대부분의 경우 우울증 증상이 심해지면 자신의 존재를 없애버리려고 한다. 우리나라에서는 매년 만 명이 넘는 사람들이 자살로 생을 마감한다고 한다.

지속적으로 뇌의 상태를 진료하고 항우울제를 처방하는 등 우울증을 치료하면 자살 또한 어느 정도 예방할 수 있다고 많은 의사들은 믿고 있다.

그러나 과연 그럴까? 그러한 치료가 완전히 무의미하다고는 말할 수 없지만, 장과 장내 환경에 조금 더 주목하는 것이 자살 예방에 효과적일 것이다.

대부분의 범죄가, 이를테면 남성이 여성을 위협하는 범죄를 포함해, 뇌에서 내려지는 지령을 받고 움직이는 행동일까?

아마 뇌는 "그런 행동을 하면 안 돼."라고 말할 것이다. 뇌는 어디까지나 의식의 범위 안에서 생각하고, 이성에 따라 움직이기 때문이다. 그래서 범죄 앞에서 뇌는 "하지 마."라고 말한다.

그래도 범죄를 저지르는 사람은 저지른다.

머리로는 안 된다는 것을 알고 있지만 무의식적으로 행동이 튀어나오는 이유는 장이 지령을 내리기 때문이다. 무의식적인 욕망은 장에서 솟구쳐 나온다. 그리고 이성은 그 무의식적 욕망을 이길 수 없는 것일지도 모른다.

'자살'도 마찬가지이다.

올바른 이성으로 생각하면 자살이라는 행위가 주위 사람들을 얼마나 힘들게 하는지, 가족들에게 얼마나 충격을 주는 행동인지 모를 일이 없다.

그럼에도 불구하고 매해 만 명이 넘는 사람이 자살로 생을 마감한다. 그리고 죽음에 이르지는 않았지만, 자살을 시도하는 사람은 더욱더 많이 있다.

'머리로는 알고 있지만, 행동을 멈출 수 없는' 상태인 것이다. 이것은 머리는 자살을 하지 말라고 말하지만 장이 마음대로 움직이는 상황이다.

사실 우울증과 자살은 풍족해진 환경과도 관계가 있다.

이미 잘 알고 있듯이, 장은 사람의 '마음'이 지니고 있는 욕망의 발원지이고, 그 욕망은 주변 내장을 비롯해 점차 뇌에도 영향을 미친다.

그렇다고 다시 배고픈 시절로 돌아가라는 뜻이 아니다. 다만 우리 몸이 매우 배부른 상태가 아니라 '무언가 먹고 싶다.'는 생각일 들 때 장내 플로라도 먹이를 구하려는 욕망을 가지게 된다. 그리고 이는 결과적으로 장 전체의 활동을 활발하게 만들어준다.

이는 마치 우리나라가 고도 성장기였을 때와 같다. 고도 성장기 때 국민들은 조금 더 풍요로워지고 싶다는 생각에 열심히 일을 했고, 그 결과 현실을 매우 윤택하게 만들었다.

그러나 지금은 과식 상태에 이르렀다. 다시 말해 지금은 '배고픔'이 없어졌다. 그러자 장도 '먹이를 더 먹고 싶다.'는 강렬한 욕망을 잃어버렸다.

그렇게 되면 사람은 살아갈 욕망이나 '꼭 살고 싶다.'는 삶에 대한 집착을 서서히 잃게 된다.

자살률이 줄어들지 않는 이유에는 이러한 것도 있을 것이다.

인류가 지금까지 살아남을 수 있었던 이유는 어떠한 환경 속에서도 꼭 살아남겠다는 '마음'과 그 마음이 유지될 수 있도록 음식을 영양분으로 만들어준 장내 플로라의 힘 덕분이다.

그렇기 때문에 사람은 굶어 죽을 위기에 빠질지는 몰라도 자살할 위험에 빠지지는 않는다. 장을 중심으로 몸 전체가 '살고 싶다.'는 욕망으로 가득 차 있기 때문이다.

현대와 같은 포식시대에는 '살고 싶다.'는 욕망이 사라진 뒤에 생기는 상실감이 자살의 계기가 되는 것이다.

그렇기 때문에 장에는 약간의 '헝그리 정신'을 남겨두는 것이 좋다.

여성 갱년기 증상은 장내 플로라로 극복할 수 있을까

머리가 무겁거나 피로가 풀리지 않는 등 몸 상태가 좋지 않아서 병원을 찾아가 검사를 받지만 특별한 이상이 없어 병명을 찾지 못하는 경우가 있다. 이러한 경우를 '부정수소不定愁訴'라고 한다.

그리고 부정수소를 동양의학에서는 '미병未病'이라고 한다. 즉 어떠한 질병이 있는 상태가 아니라 몸의 균형이 깨져서 생긴 질환이라는 의미이다.

하는 수 없이 이 질환에 '자율신경 실조증'이라는 병명을 붙였지만, 의사들은 이것이 옳은 방법이라고 생각하지 않는다. 병명이 없으면 환자가 안심하지 못하기 때문에 서둘러 이름을 붙인 것이기 때문이다.

많은 의사들은 갱년기 장애로 고생하는 여성 환자들을 어떻게 치료해야 될지 몰라 고민하고 있다. 환자가 몸 이곳저곳을 아파해도 "나이 때문입니다. 조금 지나면 괜찮아 질 거예요."라며 한동안은 참아야 한다고 말한다. 환자 본인은 괴로워하지만 아쉽게도 의사는 손을 쓸 수가 없다. 그렇기 때문에 우선은 신경증 약을 처방하거나 머리가 무거우면 두통약을, 잠을 자지 못하면 수면제를 처방한다.

그러나 이렇듯 특별한 이상이 없는 증상도 역시 장과 장내 플로라에 주목하면 어느 정도는 개선될 수가 있다.

나는 현재까지 그런 환자를 몇 명, 아니 몇십 명을 진찰해 왔다.

그러한 환자들에게서는 대부분 배꼽 왼쪽에서 강한 두근거림이 느껴진다. 그리고 그런 사람들은 쉽게 화를 내기도 한다.

이것은 단순한 갱년기 장애이기보다는 오랜 시간 받아온 스트레스가 장에 쌓여서 생긴 증상이다. 이러한 사람들의 장내 환경은 매우 악화되어 있다.

그러나 식생활과 일상생활을 개선하는 것만으로도 장내 환경이 100퍼센트 바뀔 수 있느냐고 물어본다면 고개를 가로저을 수밖에 없다. 그럼에도 100퍼센트까지는 아니지만 상당 부분 바뀌는 것은 사실이다.

'알츠하이머', '파킨슨증후군' 개선도 장내 플로라의 몫이다

이전에는 알츠하이머에 대해서도 뇌의 위축을 시작해 뇌에서 그 원인을 찾으려고 노력했지만, 나는 장내 환경을 정돈하면 알츠하이머도 개선될 가능성이 있다고 생각한다.

그리고 현재 알츠하이머에 대한 연구도 장과 장내 환경에 집중하는 방향으로 흐르고 있다.

자주 거론되는 물질이지만, 사람에게 '편안함'과 '행복감'을 주는 물질인 세로토닌은 장내 플로라의 작용에 의해서 뇌에 전달된다. 이렇듯 장은 끊임없이 뇌에게 지령을 내린다.

그렇기 때문에 장이 불안정하면 뇌는 스트레스를 받게 된다. 스트레스를 받은 뇌는 부풀어 오르거나 달아올라서 우리 몸에 혈액 순환 불량을 비롯한 많은 이상 증상을 일으킨다. 또한 이러한 증상은 알츠하이머의 커다란 원인인 뇌 위축을 일으키기도 한다.

치매에 속하는 모든 질병은 장을 중심으로 일어난다. 물론 단순히 뇌에 장애가 생겨서 발병하는 치매도 있지만, 알츠하이머형 치매는 장과 매우 깊은 관계가 있다.

나는 알츠하이머와 장의 관계를 실감한 적이 있다.

이전에 알츠하이머 환자가 가족의 손에 이끌려 나를 찾아온 적이 있었다.

그 환자는 이미 다른 병원에서 여러 가지 약을 처방받아 먹어왔지만 알츠하이머 증상이 조금도 나아지지 않았다고 한다.

"나는 뇌는 진료하지 않습니다. 모든 질병을 배를 통해 진찰하는데, 그래도 괜찮겠습니까?"

환자의 가족들에게 이렇게 말했더니, 그들은 그래도 좋다며 고개를 끄덕였다.

환자의 배를 만져보자 소장의 일부인 공장空腸 부분에서 격한 두근거림이 느껴졌고, 신경이 안정되지 않는 모습이 엿보였다. 마치 누군가에게 급소를 맞은 것 같은 상태와 비슷했다.

나는 환자와 가족들에게 지금까지 병원에서 처방받은 약은 모두 버리라고 말했다. 나는 동양의학 의사로서 한방약을 처방했고, 우선 공장 부분에서 느껴지는 두근거림을 치료하기 시작했다.

그러자 완치까지는 아니더라도, 그 환자는 아직 의식이 약간 흐릿하기는 했지만 가까운 곳에 물건을 사러 갈 수 있을 정도까지는 회복이 되었다.

머리는 전혀 치료하지 않았다. 이렇듯 배를 치료하는 것만으로도 알츠하이머 증상이 나아질 수 있는 것이다.

파킨슨증후군을 앓고 있는 환자도 여러 명 나를 찾아 왔었다.

대부분의 경우가 그렇듯이, 나를 찾아 왔다는 것은 이미 여러 병원을 다녔지만 증상이 나아질 기미가 보이지 않았다는 것을 의미한다. 아직까지도 많은 사람들이 파킨슨증후군은 '뇌' 질환이기 때문에 뇌를 치료해야 한다고 생각한다.

파킨슨증후군의 자세한 원인은 아직 밝혀지지 않았지만 뇌 속에 도파민이 부족해서 생긴 질환으로, 손발이 흔들리거나 경직되고 생각대로 몸이 움직이지 않으며 기분이 가라앉는 등 그 증상은 다양하다.

여기서 도파민이라는 단어를 듣고 떠오르는 것이 있을 것이다. 장내 플로라가 도파민 생산에 크게 기여한다는 사실은 앞에서도 이야기했다.

그럼 장이 정돈되어서 도파민의 양이 늘어나면 파킨슨증후군 증상도 개선되지 않을까?

우리 병원 현관 앞에는 완만한 경사가 있다. 어느 파킨슨증후군 여성 환자는 그 언덕을 오르기가 매우 힘들었다고 한다. 남편이 손을 잡고 끌어줘도 숨이 끊어질 듯한 느낌이 들었다고 한다.

그 환자 또한 공장에서 강한 두근거림이 느껴졌고, 장의 근육에서는 경련 증상이 엿보였다. 이렇듯 장내 환경이 매우 좋지 못한 상태였고, 그것을 어느 정도 회복시키는 데에는 1년 이상이 걸렸다.

그러나 장내 환경을 회복시킨 후에 환자가 혼자서 언덕을 올라가는 모습을 보고 의사로서 상당한 보람을 느꼈었다.

보람과 동시에 왜 많은 의사들이 뇌만 진찰하고 장을 진찰하지 않는지 그 이유에 대해서 분노를 느낀 것도 사실이다.

대부분의 의사들은 '파킨슨병'과 '파킨슨증후군'의 경계가 어디인지 정확히 알지 못한다. 게다가 '파킨슨병'이라고 진단해버리면 기계적으로 항파킨슨병 약을 처방한다.

어떠한 질병이라도 환자가 가지고 있는 증상은 모두 다 다르다. 뇌만 치료해도 증상이 호전되는 환자도 있을 것이다. 그러나 개중에는 변비를 완화시켜주는 것만으로도 증상이 좋아지는 사람이 있고, 장의 혈류를 좋게 해주면 증상이 나아지는 사람도 있을 것이다.

나는 무조건 뇌를 치료해야 된다고 생각하지 않는다. 당연히 뇌도 치료해야겠지만, 장을 치료하자 증상이 좋아진 환자들은 많이 있다. 나는 많은 사람들이 이 점을 의식했으면 하는 바람이다.

다이어트의 성공 비결은 장내 플로라에 있을까

요즘 '장내 플로라'가 유행하면서 걱정이 되는 것이 하나가 있다. 그것은 바로 다이어트이다. 장내 플로라에 유익균이 많아지면 다이어트에도 성공할 수 있다면서 다이어트 보조 식품이 대거 판매되고 있다. 또한 다이어트를 위해서 '대변 미생물 이식'을 해보자는 움직임도 나오고 있다.

그러나 생각하는 것처럼 쉽게, 무언가를 먹은 이튿날 장내 환경이 갑자기 좋아지는 일은 절대 없다. 언뜻 보기에는 멀리 돌아가는 것처럼 보일지라도, 어느 정도 시간을 들이면서 천천히 장내 환경을 바꿔가는 것이 다이어트에 확실히 도움이 된다.

그러나 장내 플로라의 상태에 따라서 비만 체질이 될지 날씬한 체질이 될지가 결정되는 것만은 사실하다.

TV 방송에 '비만균', '마른균'이 나와 화제가 된 적이 있다. 장내 플로라 중에서도 '비만균'이 많으면 비만 체질이 되고 '마른균'이 많으면 날씬한 체질이 되기 때문에 다이어트를 위해서는 '마른균'이 많아야 한다는 내용이었다.

그러나 마른균을 '좋은 균', 비만균을 '나쁜 균'이라고 단정 지은 모습에는 거부감이 느껴졌다. 사람은 너무 뚱뚱해도 너무 말라도 좋지 않다. 가장 좋은 것은 균형 잡힌 체형이 되는 것이다. '비만균 : 마른균 = 4 : 6' 정도가 가장 이상적이다.

비만균의 대표 세균은 후벽균Firmicutes이고, 마른균의 대표 세균은 의간균Bacteroidetes이다.

휴벽균은 사람의 소화효소로는 분해되지 않는 식이섬유에서 에너지를 짜낸 후 그 에너지를 '집주인'인 사람에게 준다. 하지만 의간균은 휴벽균만큼 효율적으로 에너지를 만들지 못한다. 그렇기 때문에 후벽균이 많으면 뚱뚱해지고, 의간균이 많으면 날씬해지는 것이다.

옛날처럼 굶주림으로 고생하는 사람이 많은 시절이라면 당연히 '비만균'이 고마웠을 테지만, 지금은 '마른균'을 추구하는 시대가 되었다.

그러나 '마른균'이라고 불리는 의간균은 결코 유익균으로 분류되지 않는다. 비타민을 합성하는 등 '좋은 일'도 하고 있지만, 암모니아를 비롯한 부패 물질을 만들어내는 데에도 기여를 하기 때문이다.

결국 의간균은 좋은 일도 하고 나쁜 일도 하는 기회균인 것이다.

의간균이 만들어내는 짧은 사슬지방산은 우리 몸이 비만이 되지 못하게 만드는 기능을 가지고 있다고 한다. 짧은 사슬지방산은 장에서 흡수된 후 혈관 속으로 들어가 몸 전체로 퍼져나간다. 이때 혈관 속으로 들어간 짧은 사슬지방산은 지방세포 역할을 해서 다른 지방이 몸속에 쌓이는 것을 막아준다.

반대로 짧은 사슬지방산이 혈관에 없으면 혈관 속에 있던 지방이 점점 쌓이면서 지방세포를 많이 만들어내어 결국 비만이 된다.

게다가 짧은 사슬지방산은 근육에도 작용을 해서 지방을 소비할 수 있도록 도와준다.

사실 짧은 사슬지방산이란 사람의 대장에서 소화되기 힘든 식이섬유가 세균의 힘으로 발효된 후에 생성된 아세트산, 프로피온산, 부티르산의 총칭이다.

그럼 짧은 사슬지방산을 섭취하면 다이어트에 성공할 수 있다고 쉽게 생각할지도 모르지만, 그렇게 간단한 문제가 아니다. 짧은

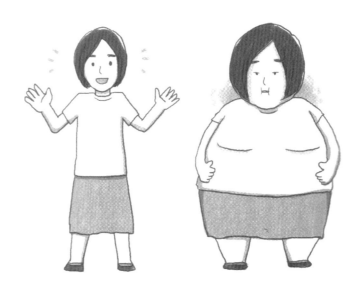

그림 10_ 체형보다 체질이 중요하다

사슬지방산은 몸 밖에서 들어오는 물질이 아니다. 몸속에 있는 장내 세균에 의해 만들어지는 물질이다. 그렇기 때문에 몸 안에 있는 장내 세균이 짧은 사슬지방산을 얼마나 많이 만들어내는지에 따라서 다이어트의 성공 여부가 결정된다.

여기서 TV에서도 소개된 쥐 실험에 대해서 이야기해 보겠다.

비만인 쥐에게 '마른균'을 보유한 사람의 장내 플로라를 이식하자 식이섬유는 많아지고 중성지방과 콜레스테롤을 늘리는 포화지방산은 줄어들었다고 한다. 그리고 이른바 건강식을 주자 비만 쥐의 체중은 확실히 줄어들었다고 한다.

그러나 반대로 포화지방산이 많이 함유된 식사를 주자 장내 환경은 바뀌었어도 체중은 줄어들지 않았다.

결국 다이어트에서 제일 중요한 것은 '식사'이고, 장내 체질을 조금씩 바꿔가는 것은 그 다음 문제라는 뜻이다. 그렇기 때문에, 반복해서 말하지만, '대변 미생물 이식'처럼 단기간에 장내 환경을 바꿔도 다이어트 효과는 즉시 나타나지 않는다.

장내 플로라가 만드는 피부 미인과 젊음

　변비가 몸에 나쁘다는 사실은 이미 많은 사람들이 알고 있을 것이다.

　나도 환자들의 배를 진찰하면서 변비가 몸에 좋지 않다는 사실을 많이 실감했다. '우울증'으로 고생하고 있는 환자에게 항우울제 처방 대신 변비를 치료해주었더니 그 증상이 거의 완치에 가까울 정도로 호전되었다는 이야기는 앞에서도 소개했었다.

　변비는 특히 여성에게 더욱더 심각한 문제를 가져온다.

　최근 조사에 따르면 '변비 환자는 여성이 남성보다 5배가량 많다.'는 결과가 나왔다. 당연히 변비 환자들은 자신의 배 상태가 좋지 않다는 것을 알고 있을 것이다. 그리고 변비가 건강에 악영향을 미친다는 사실 또한 알고 있을 것이다.

　그러나 대부분의 여성 변비환자들은 '시간이 지나면 괜찮아지겠지.'라는 생각으로 장내 환경을 방치하는 경향이 있다.

　식습관의 문제부터 시작해 운동부족, 스트레스 등 변비가 생기는 원인은 다양하지만, 그런 원인들은 모두 유익균이 줄어들고 유해균이 늘어난 상태 즉 악화된 장내 플로라와 관계가 있다.

장내 환경이 악화되면 유해균의 세력이 점점 강해져서 유해물질이 늘어나게 된다. 그리고 대장에서 흡수된 그 유해물질은 모세혈관을 타고 온몸으로 퍼지게 된다.

특히 피부조직은 유해물질에 많은 영향을 받는다. 유해물질에 노출되면 피부에는 여드름, 건조증, 주름, 기미 등이 서서히 생기기 시작한다. 게다가 장이 막히면 대사 에너지가 줄어들어 살이 찌기 쉬워지고, 이 때문에 무리하게 다이어트를 하면 피부가 더욱더 거칠어지는 최악의 상황에 빠지게 된다.

간혹 사람들은 피부에 생긴 잡티를 가리기 위해 화장품을 바르고 식품 보조제를 복용하지만, 한 번 생긴 잡티는 생각처럼 쉽게 가려지지 않는다. 나빠진 장이 온몸의 에너지대사를 악화시키면 우리 몸에 아무리 좋은 성분이 들어와도 그 효과를 제대로 발휘하지 못하기 때문이다.

약으로 치료하려고 해도, 이를테면 지사제를 먹으면 일시적으로 설사가 멈출지는 몰라도 습관화되면 수면제와 똑같이 효과가 점점 줄어들게 된다. 게다가 '지사제 의존증'이라는 심리상태에 빠질 위험성도 있다.

우선 쉬운 방법에 의존하지 말고, 시간이 조금 걸리더라도 침착하게 장내 환경을 개선해야 한다.

장내 환경 개선이란 장 속을 깨끗이 씻은 후 오염물을 말끔히 비우라는 뜻이 아니다. 아무리 장관을 깨끗하게 세척해도 음식을 먹으면 대변이 또다시 생기게 되고, 그럼 세균도 그만큼 다시 늘어나게 된다. 한 번 유해균을 제거할 수는 있어도 다시 원래 상태로 되돌아오는 것은 그리 어렵지 않다.

그렇기 때문에 최근 매우 인기가 있는 '이퀄'도 식품 보조제로 섭취하면 정말 효과가 높아지는지는 의문이다. 장내 플로라를 개선하기 위해서는 먼저 잘못된 식습관과 생활습관을 바꾸는 것이 중요하기 때문이다.

그럼 이퀄에 대해서 이야기해 보자.

콩은 우리나라 사람들이 옛날부터 먹어 온 건강 식재료 중의 하나이다. 특히 콩에는 여성호르몬인 에스트로겐에 좋은 성분이 많이 함유되어 있어서 여성이 젊음을 유지하는 데에 큰 도움을 준다고 알려져 있다. "우리나라 여성은 콩을 자주 먹기 때문에 여성 갱년기 장애 증상이 가볍다.", "골다공증에 걸릴 확률이 적다."는 설도 있다.

그러나 아름다운 피부와 젊음은 콩이 아니라 장내 플로라가 만들어준다고 해도 과언이 아니다.

아름다운 피부와 젊음을 유지시키는 데에 기반이 되는 것은 콩 속에 함유된 이소플라본이라는 성분이다. 그리고 그 성분이 장내 세균에 의해 변화된 것이 이퀄이다.

그러나 이퀄을 만들어내는 장내 환경을 가진 사람은 우리나라에 절반 정도밖에 되지 않는다. 게다가 젊은 사람들은 콩을 거의 먹지 않기 때문에 젊은 층 중에서 이퀄을 만드는 장내 환경을 가진 사람은 3분의 1밖에 되지 않는다.

이렇게 되면 콩이 건강에 좋으니 무조건 콩을 많이 먹어야 한다고 생각하기 쉽지만, 식생활은 어디까지나 균형이 중요하다. 그렇기 때문에 장내 세균이 원하는 것을 균형 있게 섭취하는 것이 무엇보다 중요하다. (자세한 내용은 3장에서 이야기하겠다.)

알레르기, 아토피와 장내 플로라의 관계는

사람의 입을 통해 들어오는 음식물은 대부분 소화기관을 지나면서 효소에 의해 분해되고 장관에서 흡수된다. 이때 음식물이 외부에서 들어온 위험한 침입물이라고 판단되어서 일일이 음식물에 대한 면역반응이 일어나면 큰 문제가 발생한다.

입을 통해서 들어온 물질 중에 유해하다고 판단되는 병원균과 바이러스만이 면역반응에게 공격을 받아야 하고, 반대로 음식물은 들어와도 좋다는 허가를 받아야 한다. 그리고 이러한 반응 또한 장내 플로라의 역할이다.

그러나 우리 몸에 무해한 어떤 종류의 음식물에 대해서 과잉 면역반응이 일어나는 경우가 있다.

그것이 바로 '음식 알레르기'이다.

이 음식 알레르기는 장내 플로라가 완성되는 시기인 2~3세까지의 식생활에 원인이 있다고 알려져 있다.

알레르기에 대해서 배우기 이전에 우선 이유기라는 단어를 이해해야만 한다. 현재는 단어 그대로 이유식을 시작하는 시기부터가 이유기라고 생각하고 있지만, 이전에는 생후 19개월부터 24개월(현재는 6개월에서 9개월까지)까지를 이유기라고 생각했었다. 이것은 생후 19개월에서 24개월 사이에 장내 플로라가 완성된다는 의미를 뜻한다.

이 차이는 아직 장내 플로라가 완성되지 않은 시기에 우유, 조개, 생선회, 땅콩버터, 메밀 등을 먹으면 그것들이 분해되지 않은 채 몸에 들어와 아토피와 알레르기 같은 거부반응이 일어난다는 생각에서 일어났다.

유아였을 때에 어른용 단백질을 먹으면 그 단백질이 제대로 소화되지 않은 채 몸속에서 그대로 흡수되어 버린다. 우리의 몸은 이렇게 한 번 흡수된 단백질에 대해서는 항체가 생기는데, 이렇게 한 번 생긴 항체는 다음번에 그것과 똑같은 음식을 먹으면 그 물질을 물리치기 위해서 맹렬히 공격을 하기 시작한다.

단백질 중에서도 특히 생새우, 우유, 조개, 생선회, 땅콩버터는 매우 위험하다.

이 항체는 아토피와 천식을 일으키는 주된 원인이기 때문이다.

유아기를 지나 어느 정도 자란 상태에서 음식 알레르기가 생기는 경우도 있어서 일설에서는 우리나라 전체 인구의 1~2퍼센트는 음식 알레르기로 고생을 하고 있으며, 유아기 때에는 그 수가 10퍼센트에 미친다고 한다. 최근에는 불행하게도 특히 어린아이들 사이에서 음식 알레르기 증상이 늘어나고 있는 추세이다.

그 원인은 몇 가지가 있을 것이다. 고열량 식습관과 세균 접촉이 적은 제왕절개 분만의 증가 그리고 '결벽'에 가까운 생활환경이 오히려 몸의 자연스러운 세균 구성을 혼란시켜서 알레르기 증상을 일으킨다는 지적도 있다.

알레르기의 일종으로 '봄의 상징'이 되어버린 꽃가루 알레르기가 있다. 이 꽃가루 알레르기까지 포함하면 우리나라 사람의 3분의 1 정도가 어떠한 알레르기 질환을 가지고 있는 것이 된다.

엄밀히 말하면 꽃가루는 본래 우리 몸에 무해한 것으로, 면역체계로부터 공격받을 대상이 아니다. 그렇기 때문에 꽃가루가 날린다고 해도 우리 몸에서는 딱히 어떠한 반응도 일어나지 않는다.

그러나 본래 우리 몸에 무해한 꽃가루이지만, 어떠한 이유로 인해 이것이 '이물질'로 착각되면 면역체계는 그 착각에 반응을 일으킨 후 우리 몸에 항체를 만들어버린다. 이렇게 해서 생긴 항체가 '꽃가루 알레르기'이다.

이 '어떠한 이유'는 '결벽'으로 인해 세균과의 접촉이 줄어들었거나 식생활의 변화로 면역을 담당하는 장내 플로라의 균형이 나빠져 버렸기 때문일지도 모른다.

우리는 '결벽' 사회를 조금이라도 개선해야 한다. 나는 알레르기와 아토피를 줄이는 열쇠는 결벽 사회의 개선이 쥐고 있다고 확신한다.

장년층, 특히 나와 같은 70대 이상의 노년층 중에는 알레르기로 고생하는 사람이 거의 없다. 물론 아토피도 마찬가지이다.

나는 아버지를 일찍 여의어서 어렸을 때부터 무척 가난하게 지내왔지만, 생각해보면 그때는 모두가 가난했기 때문에 그것에 대해서 그다지 신경 쓰지 않았다.

배가 고파서 더럽고 깨끗한 것에 신경 쓸 여유도 없었고 먹을 것이 생기면 뭐라도 다 먹었다. 나와 같은 세대들은 모두 그러했다.

그 덕분에 장 속에는 여러 가지 세균이 들어왔고, 그로 인해 장내 플로라도 다양해져서 면역력이 높아진 것이다.

장남과 장녀보다 차남 이하의 사람들이 알레르기 증상에 거릴 확률이 적다는 의견도 있다. 이것도 같은 이유에서일 것이다. 장남은 아무래도 '과잉보호'를 받으면서 자라기 쉽다. 그래서 장남은 세균이 적은 '결벽' 환경에서 자라기 쉬운 반면에 차남 이하의 사람들은 약간은 자유로운 상태에서 자라면서 여러 가지 세균과 접촉할 기회가 많고 그로 인해 장내 플로라도 강해졌을 것이다.

또한 어느 특정 장내 세균을 사용해서 알레르기를 예방하고 치료하는 연구도 진행 중에 있다. 이를테면 장내 세균 중에서도 클로스트리듐 세균이 알레르기를 예방하는 데에 효과가 있다는 분석이 있다.

그러나 나는 특효약을 발명하는 것보다 '결벽' 사회를 바꾸는 편이 의미가 있다고 생각한다.

이상하다고 생각하지 않은가? 현대를 사는 사람들은 제균 세제, 제균 스프레이를 선호한다. 사람은 오랜 시간 장내 세균과 함께 지내왔고, 그들에게서 많은 은혜를 받아왔는데도 '세균'이라는 단어만으로 그들을 '악질'로 치부해버린다. 나는 이러한 세상이 조금도 건전하지 않다고 생각한다.

알레르기가 만연한 이유는 세상이 세균을 악질로 치부해버리는 우리의 태도에 화가 나서 내린 벌이 아닐까 하는 생각조차 든다.

당뇨병과 장내 플로라의 밀접한 관계

　당뇨병과 장내 플로라의 관계도 현재 연구가 적극적으로 진행되고 있는 분야이다.

　그 관계성에 대해서 알아보기 이전에 우선 당뇨병 증상이 나타나는 원인에 대해서 간단하게 살펴보자.

　당뇨에는 제1형 당뇨병과 제2형 당뇨병이 있다는 것은 이미 많은 사람들이 알고 있을 것이다. 알츠하이머형 치매를 '뇌에 생긴 당뇨병'으로 생각해서 제3형 당뇨병이라고 부르는 경향도 있지만, 거기에는 의견이 분분하기 때문에 여기서는 다루지 않겠다.

　우선 제1형 당뇨병에 대해서부터 이야기해 보자. 혈당량을 조절하는 인슐린은 이자에서 만들어지는데, 제1형 당뇨병은 이 이자의 세포가 파괴되어서 생기는 질환이다. 이 유형은 우리나라 사람들에게서 드문 당뇨병이다.

　제1형 당뇨병은 유전과 환경에 의해서 발병된다고 알려져 있지만, 세포 파괴가 왜 일어나는지에 대해서는 정확하게 알지 못한다. 바이러스 감염이 원인 중의 하나라는 의견도 있지만, 이것 또한 정확하지는 않다.

제1형 당뇨병은 증상의 진행이 빠른 것이 특징이다.

한편, 제2형 당뇨병은 우리나라에서 일반적으로 말하는 당뇨병이다.

혈액 중의 포도당 즉 혈당이 정상치보다 많아지는 증상으로, 초기에는 자각 증상이 거의 없다. 그러나 그대로 방치하면 온몸에 있는 혈관과 신경에 조금씩 장애가 일어나기 시작해서 실명을 비롯한 여러 합병증이 나타난다.

제2형 당뇨병 또한 원인은 유전이 될 수도 있지만, 그보다도 고열량과 고지방식 식사 그리고 운동부족에 따른 인슐린 저하에 원인이 있다.

당분을 포함한 음식물은 침과 소화효소에 의해서 포도당으로 분해된다. 이렇게 분해된 포도당은 소장으로 보내진 후 혈액 속으로 흘러 들어가게 된다. 혈액에 포도당이 늘어나면 이자에서 인슐린이 분비되고, 포도당이 근육으로 보내지면 에너지원으로 이용된다. 그러나 인슐린이 저하되면 혈액에 쌓인 포도당을 제대로 처리할 수가 없어 혈당치가 올라가고, 그렇게 올라간 혈당치는 그대로 지속되게 된다.

게다가 한 번 고혈당이 진행되면 혈액 속에 존재하는 다량의 포도당이 이자를 공격해서 인슐린 분비를 저하시키고, 간과 근육 등의 조직에서는 인슐린 효과가 떨어지는 '인슐린 저항성' 상태가 일어난다.

고혈당이 또다시 고혈당을 일으키는 악순환에 의해서 당뇨병은 더욱더 악화된다. 그래서 당뇨병은 우리도 모르는 사이에 진행되고, 마지막에는 여러 합병증을 불러일으킨다.

이 두 가지 당뇨병 중에서 특히 우리나라 사람과 관계가 깊은 제2형 당뇨병을 예로 들어 장내 플로라와의 관계를 살펴보자.

사실은 한 연구기관에서 제2형 당뇨병과 장내 플로라의 관계를 밝히는 실험을 진행한 적이 있었다.

대변을 조사해보니 혈당치가 정상이거나 혈당치를 조절해서 당뇨병을 개선한 사람들의 장내 세균에는 유익균이 많았고, 반대로 혈당치가 높은 사람들은 예상대로 유해균이 많았다고 한다.

게다가 혈당치가 정상인 사람들에게는 아커만시아 뮤시니필라라는 장내 세균이 많은 것으로 밝혀졌다.

이 아커만시아 뮤시니필라는 유아부터 노인까지 모든 사람들의 장 속에 존재하는 유익균으로, 이 균을 가지고 한 실험이 있다.

쥐 두 마리에게 아커만시아 뮤시니필라를 투여한 뒤 첫 번째 쥐에게는 일반 먹이를 주고, 두 번째 쥐에게는 고지방식 먹이를 주었다고 한다. 그러자 첫 번째 쥐에서는 아무런 변화가 일어나지 않았지만, 두 번째 쥐에서는 지방이 억제되고 혈당치가 정상 수준으로 돌아오는 등 장의 기능이 강화되었다고 한다.

요컨대 아커만시아 뮤시니필라는 '혈당치 조절'과 함께 '비만 방지'에도 효과가 좋아서 체질 개선에 사용될 가능성이 높은 세균이다.

비만은 제2형 당뇨병과 깊은 관계가 있다. 비만에 의해 지방조직이 크게 늘어나면 지방 끝부분에는 혈액이 충분히 닿지 않게 된다. 그 결과 지방세포는 파괴된다. 지방세포를 살리기 위해서 인슐린의 움직임을 둔하게 만들면 결국 인슐린은 제 기능을 할 수 없게 되어 버린다. 이런 식으로 제2형 당뇨병이 생기는 것이다.

그렇기 때문에 비만을 예방하는 것 자체가 당뇨병 예방으로 이어진다.

또한 제2형 당뇨병 환자는 장내 플로라의 균형이 깨지기 쉽다는 실험 결과도 있다. 장내 플로라가 흐트러지면 장 속에 있어야 할 장내 세균들이 혈액을 타고 나와서 염증을 일으킬 가능성이 있다.

인슐린이 몸속에서 효과를 내지 못하는 상태를 '인슐린 저항성'이라고 하는데, 인슐린 저항성에 의해서 당이 충분히 몸속으로 들어오지 못하면 혈당이 상승하게 된다. 인슐린 저항성도 비만과 운동부족이 주된 원인이지만, 장내 플로라의 균형이 깨져서 염증이 만성적으로 일어나는 것도 인슐린 저항성의 하나의 원인이다.

즉 장내 환경을 개선해서 유익균이 우세한 장 속을 만들면 제2형 당뇨병에 따른 염증이 억제되고, 인슐린 저항성도 개선될 수 있다.

그러나 장내 환경 또한 불규칙한 식습관과 운동부족, 스트레스 등 생활습관과 나이에 따라서 악화될 수 있다. 지극히 당연한 결론이지만, 당뇨병에 걸리고 싶지 않으면 규칙적으로 생활하고 식사도 편식을 하지 말아야 한다.

장내 플로라는 암세포도 물리친다

암세포는 건강한 사람의 몸속에서도 하루에 3,000~4,000개 정도가 발생한다고 한다.

본래 우리 몸속에는 60조 개 이상의 세포가 있고, 그중에서도 2퍼센트 정도가 신진대사를 통해 매일 다시 태어난다고 한다. 즉 잘 계산해 보면 하루에 1조 개 정도의 세포가 우리 몸에서 새로 태어나는 것이다.

그런데 새로 생긴 세포 중에서 실수로 생긴 세포도 있다.

그것이 바로 암세포이다.

암세포의 수는 1조 개 중에 5,000개 정도이기 때문에 그 확률은 0에 가깝지만, 그래도 우리의 몸속에서는 매일 실수가 일어난다고 할 수 있다.

이 암세포를 물리치는 것이 면역세포이다. 면역세포는 어떤 세포를 발견하면 우선 몸 내부에서 생긴 것인지 몸 외부에서 들어온 것인지를 판단한다. 그리고 외부에서 들어온 유해물질이라고 판단되면 그 세포를 죽인다.

그러나 암세포는 몸 외부에서 들어온 세포가 아니라 원래 몸속에 있었던 정상 세포의 실패작이다. 그렇기 때문에 면역세포는 암세포를 '다른 물질'로 판단하지 못한다.

그러나 면역세포는 막 태어난 암세포를 공격해서 죽이는 능력을 가지고 있다.

그 면역세포의 70퍼센트가 장 속에 있기 때문에 암과 장내 플로라가 밀접한 관계에 있다는 사실은 말할 필요도 없을 것이다.

하지만 개중에는 암과 장내 플로라의 관계가 나쁜 의미로 해석되는 경우가 있다. 그것이 바로 대장암과 유해균이다.

본래 우리나라 사람들의 암 사망률은 위암이 많고, 대장암은 거의 드물었다. 그것이 서구화된 식습관으로 인해 대장암이 증가 추세를 보이기 시작했고, 반대로 위암은 줄어들고 있다.

육식이 늘어나면 그것과 함께 장 속에서는 유해균이 늘어난다. 또한 스트레스는 유해균의 독성을 높여준다.

아직 명확하게 해명되지는 않았지만, 우선 우리가 상상할 수 있는 대장암의 발병 과정을 따라가 보자.

일단 지방을 먹으면 그것을 분해하기 위해 간은 담즙을 만들어서 분비하기 시작한다. 이 담즙에 포함되어 있는 담즙산은 장에서 지방을 소화시킨 후 지방산과 글리세린으로 분해된다. 지방산과 글리세린은 간에 저장되고, 분비된 담즙은 소장을 거친 뒤 또다시 간으로 되돌아간다.

그러나 모든 담즙이 간으로 되돌아가는 것은 아니다. 그중에 일부 담즙은 대장으로 흘러간다.

대장에는 담즙산을 분해하는 장내 세균들이 많이 있다. 이 장내 세균이 담즙산을 분해하면 2차 담즙산이라고 불리는 것이 또다시 생겨난다. 그리고 그 2차 담즙산이 암 발생을 촉진시키는 역할을 한다.

일부 학자들은 지방을 많이 섭취하는 지역일수록 대장암에 의해 사망할 확률이 높다고 단언한다.

장내 환경이 악화되면 그만큼 암 발생률이 높아진다는 뜻이다.

변비는 그 장내 환경을 악화시키는 최대의 원인 중의 하나이다. 변비에 걸리면 대변이 대장에 쌓이게 되고, 그 결과 대장의 점액 상피가 발암물질과 유해물질에 장시간 노출되게 된다.

최근에 암 환자의 대변에서 장내 플로라를 조사했더니 암을 유발하는 신종 세균이 발견되었다고 한다. 그 신종 세균은 그것을 처음으로 발견한 일본의 암 연구소의 이름을 붙여서 '아리아케균'이

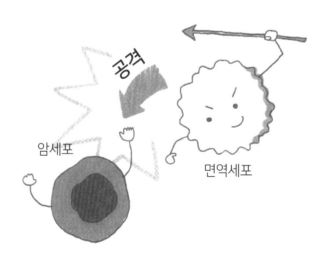

그림 11. 장내 플로라가 암세포도 물리친다

라고 이름 지었다.

아리아케균을 만드는 물질은 2차 담즙산의 일종인 '디옥시콜산deoxycholic acid'이다. 이 물질은 발암뿐만이 아니라 세포의 노화를 촉진시키기도 한다.

그러나 장내 플로라는 암을 악화시키기도 하지만, 암을 억제하기도 한다.

쥐 실험에서도 흥미로운 결과가 나왔다. 쥐에게 대장균과 장구균 그리고 클로스트리듐균이라는 대표적인 유해균을 장착시키자 매우 높은 확률로 간암이 발생한 것을 확인할 수 있었다. 그러나 거기에 비피더스균과 유산균이라는 유익균을 더했더니 암 확률은 극적으로 낮아졌다.

어째서 이런 결과가 나왔을까? 아마 유익균이 만들어내는 산酸이 유해균의 증식을 막았기 때문일 것이다. 일부에서는 장내 플로라 중에서 비피더스균과 같은 유익균이 우세해지면 그들이 만들어낸 산에 의해서 유해균이 줄어들고, 그로 인해 유해균이 만들어내는 유해물질도 줄어든다는 의견이 있다.

게다가 비피더스균에는 암세포를 공격하는 면역세포인 대식세포macrophage(백혈구의 일종), B세포, Th1세포, NK Natural killer 세포 등을 활성화시키는 작용이 있다.

그 면역세포 중에서도 '가장 부지런한 세포'로 알려진 것이 NK세포이다. 다른 어떤 면역세포보다도 재빨리 적에게 반응하고 공격하는 것이 특징이다. NK세포는 한 사람당 50억 개 이상을 가지고 있다고 알려져 있지만, 개중에는 1,000억 개나 가지고 있는 사람도 있다고 한다.

NK세포는 암세포에 대항하는 것뿐만 아니라 감기에 쉽게 걸리지 않도록 도와주기도 한다.

그리고 NK세포의 수를 유지하고 그 기능을 높이기 위해서는 균형 잡힌 장내 플로라가 빠질 수 없다. 장내 세균의 수가 많고, 더욱이 유익균의 수가 우세하면 NK세포들도 우리 몸속에서 부지런히 일을 하기 때문이다.

심근경색, 뇌경색도 장내 플로라와 밀접한 관계가 있다

심장 질환과 뇌혈관 질환은 암에 이어서 사망률이 높은 질환이다. 그리고 심장 질환과 뇌혈관 질환의 대표라고 말할 수 있는 심근경색과 뇌경색도 장내 플로라와 밀접한 관계가 있다.

심근경색과 뇌경색의 주된 원인은 동맥경화에 있다. 동맥경화는 혈관 안쪽에 지방질이 들러붙어서 안쪽 막이 점점 두꺼워지고 탄력을 잃어 단단해진 상태를 말한다.

동맥경화가 진행되면 혈관이 점점 좁아져서 혈액순환이 악화된다. 그럼 결국 산소와 영양이 주변 세포에게 전달되지 못해서 세포도 죽게 된다. 그러한 상태가 더욱더 진행되면 생명 또한 위험해진다.

심장에서 동맥경화가 일어나면 심장에 산소와 영양을 공급하는 심장동맥이 막히고 협심증과 심근경색이 발생한다.

또한 뇌에서 동맥경화가 일어나면 뇌동맥이 파열되어 혈관에서 피가 터져 나와 뇌출혈을 일으키고, 뇌동맥이 막히게 되면 주변 뇌세포가 죽어서 생기는 뇌경색이 일어날 가능성이 높아진다.

치매도 뇌혈관 동맥경화에 의해서 일어나는 경우가 있다.

이 동맥경화와 뗄 수 없는 것이 콜레스테롤이다. 콜레스테롤은 세포막을 구성하는 성분으로 우리가 살아가는 데에 꼭 필요한 물질이지만, 필요 이상으로 많아지면 피 속에 섞여서 혈액을 끈끈하게 만든다. 이렇게 혈액이 끈적끈적해졌기 때문에 혈관이 좁아지고 동맥경화가 일어나는 것이다.

그럼 여기에서 장내 세균이 등장한다.

비피더스균과 유산균 속에는 콜레스테롤을 배출하는 기능이 있다고 알려져 있다. 유산균은 자신이 직접 콜레스테롤과 손잡고 대변이 되어서 우리 몸 밖으로 나오는 효능을 가지고 있다.

그러나 한편에서는 장내 플로라에 의해서 동맥경화의 위험성이 높아진다는 의견도 있다.

이를테면 붉은색을 띈 육류에 포함된 카르니틴이라는 물질은 장내 플로라의 도움으로 간을 지나면서 트리멜틸아민-엔-옥사이드라는 물질로 변한다. 이 트리멜틸아민-엔-옥사이드에는 동맥경화를 유발시키는 위험이 있다고 한다.

그러나 유산균 속에는 본래 트리멜틸아민-엔-옥사이드를 억제하는 기능이 있다는 의견도 있다.

또한 장내 플로라를 변화시키면 동맥경화의 진행을 어느 정도는 막을 수 있다는 연구 결과도 있다.

이러한 결과는 장내 플로라가 우리 몸 전체에 강한 영향력을 끼치는 물질이라는 증거일 것이다.

| 3장 |

장내 플로라가 **건강**해지는 **방법**

– 식사 편

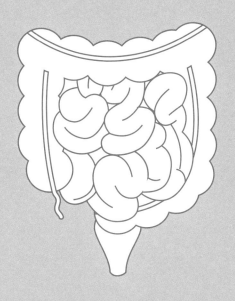

부드럽게 '나온다'

나는 지금까지 줄곧 '대변 미생물 이식'에 대해서 부정적으로 말해왔다. 미생물 이식 연구에 몰두하고 있는 사람들에게는 미안한 마음뿐이다.

그러나 아무리 건강한 사람의 대변을 이식한다고 해도 장내 플로라는 그렇게 쉽게 개선되지 않을 것이다. 물론 사람의 체질은 모두 다 다르기 때문에 개중에는 대변 미생물 이식이 매우 큰 효과를 내는 경우도 있을지 모른다. 그러나 그 이식이 만인에게 효과가 있는 특효약처럼 취급되는 것은 아무래도 인정할 수가 없다.

시간은 다소 걸리지 모르지만, 장내 환경을 개선하기 위해서는 역시 식습관과 생활습관부터 고쳐야 한다고 생각한다.

즉 장내 플로라에게 가장 중요한 것은 식생활이다.

식생활 개선이라고 하면 보통은 "어떤 음식을 먹어야 한다."부터 이야기가 시작된다.

발효식품이 좋다든가 유산균이 많이 들어간 음식이 좋다든가 하는 식으로 말이다.

물론 그것도 중요하다. 그 이유에 대해서는 나중에 설명하도록 하겠다.

하지만 '먹는 것'과 함께 매우 중요한 것이 또 하나 있다. 그것은 바로 '내보내는 것'이다. 몸속에서 필요 없게 된 물질을 어떻게 밖으로 내보내야 할지 즉 어떻게 배설해야 할지도 매우 중요한 문제이다.

현재 내가 몸담고 있는 동양의학에서는 '먹는 것' 이상으로 '내보내는 것'도 중요하다고 말한다. 음식의 영양소는 몸속에 충분히 흡수시켜야 하고, 쓸모없게 된 물질은 몸 밖으로 잘 배출시켜야 한다. 신체 작용의 기초는 흡수와 배출에 있고, 그것은 건강의 원천으로 이어진다.

그렇기 때문에 건강한 장내 플로라의 비결은 쾌변밖에 없다고 해도 과언이 아닐 것이다.

그럼 장내 플로라의 적은 자연히 변비와 설사가 될 수밖에 없다. 몸에 필요한 수분과 미네랄까지 내보내는 설사는 체력을 저하시키기 때문에 각별한 주의가 필요하지만, 설사 이상으로 장내 환경을 망가트리는 것은 역시 변비이다.

우리의 장 속에는 비타민을 생산해서 건강과 젊음을 유지시켜주는 유익균과, 단백질을 분해해서 암모니아와 같은 유해물질을 만드는 유해균, 그리고 어느 쪽에도 속하지 않고 그때그때 세력이 강한 편에 서는 기회균이 있다는 사실은 앞에서도 말했었다.

유익균은 유산과 아세트산을 만들어서 장 속을 산성으로 유지시켜주고 바이러스와 독성의 침입을 막아주며 장의 연동운동을 활발하게 해주어서 대변이 밖으로 쉽게 나올 수 있도록 도와주는 역할을 한다.

그러나 변비로 인해 대변이 오랜 시간 몸속에 쌓여 있으면, 필요 이상으로 수분을 많이 흡수한 대변은 우리 몸 밖으로 나오기가 더욱더 힘들어진다.

이렇게 되면 장은 유해균의 최고의 서식지가 된다.

유해균이 늘어나면 장속에서는 그만큼 암모니아가 늘어나기 때문에 방귀의 냄새가 심해지고, 장 속에 가스가 쌓이면서 배가 팽창해지고 복통이 생기기 쉬워진다.

그러나 그 증상은 배에만 한정되지 않는다. 권태감, 두통, 구토, 피부 건조증 등 변비는 우리 몸 전체에 악영향을 끼친다.

유해균이 더욱더 늘어나면 동맥경화와 암의 원인이 되기도 한다.

유해균이 만들어내는 독성은 본래 간에서 해독되지만 건강이 나빠져서 간 기능이 저하되면 독은 해독되지 못하고 몸 전체로 퍼져나가게 된다.

그 영향으로 혈관이 굳어지거나 세포에 상처가 생기는 것이다.

이미 진부한 이야기가 되어버렸지만, 장이 건강한 상태라면 아무리 유해균이라고 해도 우리 몸에 그다지 나쁘게 작용하지는 않는다. 유익균과 기회균의 세력이 강하면 유해균은 우리 몸속에서 조용히 살아가기 때문이다. 변비가 악화되어 장 속이 망가졌을 때 유해균은 폭발하기 시작한다.

그 원인으로 생각되는 것이 고지방 식사와 운동부족, 식이섬유 부족, 폭식, 폭음, 불규칙한 생활, 스트레스 그리고 특히 여성에게 해당하는 과도한 다이어트이다.

그리고 장내 플로라에 대한 연구가 깊어질수록 그 원인들에 대해서는 더 많이 밝혀질 것이다.

쾌변을 위해서는 균형 잡힌 장내 플로라를

시원하게 잘 나오는 대변을 만들기 위해서는 우선 '장 클리닉'이 빠질 수 없다.

하지만 많은 사람들이 이 말에 대해 오해를 하고 있다. '클리닉'이라는 말은 관장처럼 장을 세척하라는 의미가 아니다.

앞에서도 말했듯이 외부에서 주는 강한 자극은 몇 번 반복하다 보면 내성이 생겨서 장의 움직임이 둔해지고 세정 효과도 낮아진다.

이러한 방식은 장의 점막을 민감하게 만들어서 심한 설사를 하거나, 점막에 상처가 생겨서 감염에 걸릴 위험이 커지게 된다.

무리하게 외부 자극을 주면서 장을 청소하는 게 아니라 몸속에 좋은 음식물을 넣어서 체질이 개설될 수 있도록 노력해야 한다.

또한 '클리닉'이라는 단어를 사용하면 장 속을 무균상태로 만들라는 뜻으로 오해하는 사람도 있다. 그러나 그러한 의미가 전혀 아니다. 장 속에 있는 유해균까지 없애버리면 병원균은 더욱더 쉽게 침입하고, 우리가 먹은 음식의 영양분은 흡수할 수 없게 된다.

1장에서 말했듯이 나는 장을 '장아찌'라고 생각한다.

'장아찌'는 미생물에 의해서 만들어지는 맛있는 절임음식 중의 하나인데, 그 미생물의 대표 세균이 유산균이다. 채소를 간장이나 된장에 절이면 채소의 표면에 있는 유산균이 그 장 속에서 늘어나면서 보존성과 독특한 맛을 내는 유산이 만들어진다.

 술, 된장, 낫토[4]도 모두 이러한 미생물의 '발효'에 의해서 만들어진 음식이다.

 그러나 똑같이 미생물에 의해서 만들어지지만 발효와는 반대되는 작용이 있다. 그것은 바로 '부패'로 흔히 말해 음식이 '상하는' 현상을 말한다.

 '발효'와 '부패'의 경계선이 어디에 있는지는 설명하기 매우 어렵지만, 간단하게 말해서 '익충益蟲'과 '해충害蟲'의 차이라고 생각하면 좋을 것이다.

 '발효'와 '부패'는 장에서도 일어난다. 그리고 그 토대가 되는 것이 장내 세균이다.

 더욱더 쉽게 말하면 발효의 토대가 되는 것은 유산균과 같은 유익균이고, 부패의 토대가 되는 것은 대장균과 같은 유해균이다. 본래 발효와 부패에 관련된 세균은 매우 많아서 자세하게 분석하면 어려워지기 때문에 여기서는 이러한 도식으로 발효와 부패가 일어난다고 간단하게 이해하도록 하자.

---

4 낫토균을 이용해 대두를 발효시킨 일본 전통의 발효식품. 하루 정도 물에 불린 콩을 약한 불에 서서히 익혀 물기를 뺀 다음 발효 효소인 낫토균(바실러스균)을 넣고 40도에서 24시간 발효시킨다. 이렇게 만들어진 낫토는 세계 5대 건강식품 중의 하나로 꼽힌다.

장 속에서 유익균이 우세해지면 발효는 순조롭게 진행되어 대변도 밖으로 잘 나오게 된다. 반대로 유해균이 우세해지면 장 속에 있는 물질은 부패되기 시작하고 점차 장 전체의 움직임도 둔해진다.

변비로 인해 불필요한 물질을 몸속에 담아두는 것은 이를테면 쓰레기통에 음식물쓰레기가 잔뜩 쌓인 상태와 같다. 냄새도 나고 한 번 담아두면 처리하기가 좀처럼 힘들기 때문이다.

그렇기 때문에 '장 클리닉'이란 장을 깨끗하게 청소해서 유익균이 유세한 장내 플로라를 만들고 대변을 시원하게 내보내자는 의미이다.

쾌변은 피부 건조증을 치료하거나 다이어트에 좋다는 등 이전부터 여성미용과 관련된 말이 많았었다.

그러나 최근 연구에 따르면 쾌변은 몸뿐만이 아니라 '마음'에도 영향을 미친다는 사실이 밝혀졌다.

우리 몸에 이로운 장내 세균은 세로토닌과 도파민을 많이 생성한다.

그리고 장에 대변과 가스를 오래 담아두고 있으면 쉽게 초조해지고 잠이 오지 않는 등 여러 가지 폐해가 나온다.

장에는 오랫동안 머물고 있는 '숙변宿便'이 있어서 설사약을 사용해 그것을 밖으로 내보내야 한다고 말하는 사람이 있다. 하지만 나는 숙변 같은 것은 없다고 생각한다. 장은 연동운동을 하면서 모든 대변을 효율적으로 밀어내기 때문에 장 속에 남은 대변은 아마 없을 것이다.

아침식사가 반드시 장내 플로라에게 이로운 것은 아니다

　많은 의사들이 장 건강을 위해서는 매일 아침 거르지 말고 식사를 해야 한다고 말한다.

　확실히 아침식사를 하면 체온이 올라간다. 이는 마치 우리 몸에 시동을 거는 것과 같다. 아침식사를 통해 탄수화물을 얻은 장내 플로라는 아세트산과 같은 유기산을 활발하게 생산한다. 또한 장의 연동운동도 활발해져서 대변이 쉽게 밖으로 나오고, 몸도 따뜻해진다.

　'내보내는 것'에 대해서 조금 더 자세히 들어가 보면, 우리 몸에서 맨 처음 배변 신호를 보내는 곳은 바로 위이다. 위 속으로 음식물이 들어가서 위가 팽창해지면 위는 대장에게 신호를 보내고, 그 신호를 받은 대장은 대변을 직장으로 내보내기 위해서 활발하게 연동운동을 하기 시작하다.

　아침에 일어나서 텅 빈 위 속에 음식물을 넣으면 대장은 보다 강하게 활동을 한다.

　시원하게 '내보내기' 위해서도 아침식사를 거르지 말아야 한다는 것은 이미 상식이 되어버렸다. 이렇듯 아침식사는 건강한 장내 플로라로 이어진다.

"아침식사는 건강의 원천이다."라고 쓰여 있는 건강 서적도 많이 있다.

일리는 있지만, 나는 그것이 만인에게 통용되는 '상식'은 아니라고 생각한다.

사람의 체질은 누구나 다 다르다. 꽃가루를 들이마신 후에 알레르기 증상을 보이는 사람이 있는가 하면 반면에 그렇지 않은 사람도 있다. 다만 폭음과 폭식을 하면 장 속에 유해균이 늘어난다는 의견은 누구에게나 공통된 사항이다. 장이 처리할 수 없을 정도의 많은 양의 음식을 먹고 난 후 건강을 되찾았다는 사례는 전 세계를 뒤져봐도 찾아볼 수 없다. TV에 종종 나오는 '대식가'들은 반드시 장이 망가져서 언젠가는 어떤 증상이 나오게 될 것이다.

즉 '건강에 좋은 것과 건강에 나쁜 것'에는 '누구에게나 통용되는 것'과 '사람마다 다른 것'이 있다는 의미이다.

내가 말하는 '아침식사'는 후자에 속한다.

아침을 먹은 후에 속이 더부룩하다고 느끼는 사람은 의외로 많이 있다. 그러한 사람들에게 억지로 "아침식사가 몸에 좋으니까 꼭 먹어라." 하고 강요하면 오히려 스트레스가 되어서 장에 악영향을 끼칠 우려가 있다.

꼭 하루에 세 끼를 다 먹을 필요는 없다. 이전에는 하루에 두 끼만 먹는 것이 당연했던 시절도 있었고, 장의 연동운동을 촉진시켜서 변비를 예방해주는 모틸린이라는 호르몬은 오히려 아침식사를 거를 때에 많이 분비된다는 지적도 있다.

게다가 아침식사를 하지 않고도 건강해지는 '1일 2식 건강법'을 주장하는 사람들까지 있다.

사람마다 아침식사가 우리 몸에 미치는 영향이 다르다는 사실을 알면 '아침식사 숭배'와 같은 사상이 옅어져서 장내 플로라를 개선하는 다양한 방법이 나올 것이다.

결국 나머지는 본인의 판단에 맡겨야 하지 않을까. 점심을 거르고 아침과 저녁만 먹어야 배가 편하다고 판단되면 점심을 거르는 편이 좋고, 1일 1식을 해야 배가 편해서 활동하기 쉽다면 하루에 한 끼만 먹는 편이 좋다. "어떻게 해야만 한다."는 속박에 얽매이면 오히려 장 건강이 나빠질 것이다. 요컨대 어떤 식습관이 자신의 배 체질에 맞는지 찾아야 하고, 또 그 방법을 실행에 옮기는 것이 중요하다.

또한 '건강을 위해서' 아침식사를 한다고 해도 빵과 커피를 식사 대용으로 먹는 방법은 의미가 없다. 영양분이 한쪽으로 치우친 영양부족 식사는 오히려 장내 환경을 악화시킬 위험이 있다. 탄수화물과 단백질, 비타민과 미네랄 등이 균형 잡힌 식사를 해야 비로소 건강에 좋은 아침식사가 된다.

균형이 맞지 않은 식사를 무리하게 먹을 필요는 없다.

그리고 장 건강에는 일정한 시간에 일정 양을 먹는 식사가 중요하다. 장은 조화롭게 규칙적으로 생활해야 "좋아, 이제부터 일해보자!" 하고 매일 의욕을 내는데, 식사시간이 불규칙하면 언제 일해야 할지 몰라서 장의 움직임은 둔해져 버린다.

우리나라 사람에게는 요구르트보다 전통 음식이
장내 플로라에게 좋다

장에 좋은 음식이라고 하면 요구르트가 제일 먼저 떠오를 것이다. 우유를 발효시켜서 만든 요구르트는 확실히 정장整腸작용을 한다.

그러나 한편에서는 "요구르트는 우리나라 사람들의 체질에 맞지 않은 음식이기 때문에 먹어도 소용이 없다."는 주장도 있다.

우유 속에는 유당이 함유되어 있는데, 우리나라 사람에게는 이 유당을 분해하는 효소가 그다지 많지 않다. 그래서 아무리 몸에 좋은 요구르트를 먹어도 속이 더부룩해지고, 또한 요구르트가 몸속에서 소화되지 않고 결국엔 음식찌꺼기로 배출되기 때문에 먹어도 소용없다는 주장이다.

서양 사람들은 이전부터 요구르트와 같은 유제품을 단백원으로 삼아왔지만, 우리와 같은 아시아계 사람들은 성장하면서 우유의 주성분인 유당을 분해하는 효소가 사라져버리게 된다. 그렇기 때문에 우유를 마시면 배가 더부룩하고 구토와 위 통증을 일으키는 '유당불내증' 증상이 우리나라 사람에게 많은 것도 사실이다.

그러나 유당불내증이 있어서 우유는 못 마시지만 요구르트는 먹을 수 있다고 말하는 사람도 있다. 그 이유는 요구르트는 유산균의 힘으로 유당이 일부 분해되었기 때문이다. 게다가 유당이 유산균과 결부되면 단백질, 칼슘, 비타민 등의 흡수율이 높아진다. 그렇기 때문에 요구르트가 우리 몸에 아무 작용도 못 하는 것은 아니다.

결국 이것도 사람에 따라 다르다. 우리나라 사람들이 전부 요구르트가 체질에 맞지 않는 것이 아니라, 서양 사람들과 비교하면 요구르트가 맞지 않을 확률이 높다는 정도이다.

그러나 '요구르트를 많이 먹어야 장이 건강해진다.'는 생각은 정

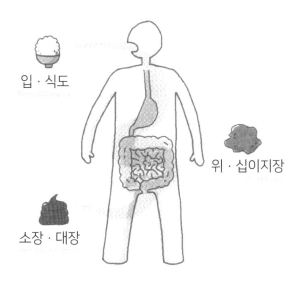

입 · 식도

위 · 십이지장

소장 · 대장

그림 12. 대변이 생성되는 과정

답이 아니다.

사람의 장 속에는 원래부터 유산균이 존재하고 있다. 이렇듯 유산균은 사람과 '공생'하고 있다. 그리고 우리 몸은 밖에서 들어오는 균 즉 바이러스는 어떠한 것이라도 침입하지 못하게 물리치는 구조로 되어 있다.

몸의 '경비원'라고 불리는 대표가 위산이다. 위에 들어온 물질이 이물질로 감지되면 위산은 그 물질을 살균해버린다.

요구르트에 있는 유산균은 이 위산에 약하다. 그렇기 때문에 대부분의 유산균은 장에 도착하기 전에 죽게 된다. 그래서 '위까지 도착하는 유산균'이라고 내건 요구르트가 시중에서 팔리고 있는 것이다.

게다가 사람은 살아가면서 기후와 식생활, 유전자로 인해 지역에 따라 체질에 따라 공통된 성향을 가지게 된다. 혈액형의 분포도 우리나라 사람은 A형이 많은 데에 비해, 미국 인디언들은 대부분이 O형이라고 한다. 수렵민족으로 주로 육식을 먹어온 서양인들은 육류와 유제품을 소화시키는 소화효소가 많은 체질인 데에 비해, 농경민족으로 주로 곡류와 채소를 먹어온 우리에게는 육류와 유제품을 소화시키는 소화효소가 당연히 적을 수밖에 없다. 또한 우리나라 사람에게는 육류와 유제품에 알레르기 반응을 일으키는 사람도 의외로 많이 있다.

그럼 요구르트와 같은 유제품을 소화시킬 수 없는 우리나라 사람들은 단백질을 어디에서 얻을까. 그것은 바로 된장이다. 발효식품 중의 하나로, 콩 속에 있는 단백질이 많이 함유된 된장은 우리의 몸에 친숙한 정장식품이다.

또한 두부로 만든 음식도 우리나라 사람들에게 좋은 식품이다. 우리나라 사람들에게 가장 잘 맞는 정장식품은 여러 가지 반찬과 유산균이 포함된 발효식품이 많은 '전통 음식'이다.

미리 말하겠지만, 이것도 우리나라 사람 모두에게 해당되는 것은 아니다.

다만 우리나라 사람은 요구르트보다 전통 음식이 더 잘 맞을 확률이 높다는 의미이다.

"요구르트를 매일 먹자 장이 매우 좋아졌다."

이렇게 말하는 사람도 있을 것이다.

나는 매일 두부와 된장국을 거르지 않고 먹고 있지만, 요구르트는 거의 먹지 않는다. 두부와 된장에는 유산균이 많이 들어 있어서 정장에 도움이 되기도 하지만 무엇보다도 내 입맛에 가장 맛있는 음식이기 때문이다.

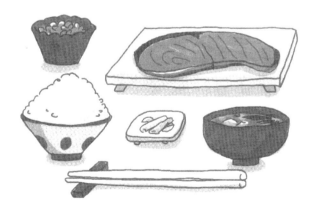

그림 13. '전통 음식'과 장내 플로라의 궁합은 매우 좋다

가짜 발효식품을 주의하자

발효식품에 대해서 조금 더 다루어 보자.

우선 발효식품이란 무엇인지에 대해서 이야기해 보겠다.

발효식품이란 식품이 가공되는 과정에서 효모, 곰팡이, 유산과 같은 미생물들이 활동하면서 부패균의 번식을 막는데다가 효모와 유산균이 작용해서 식재료에 독특한 맛과 풍미가 더해진 식품을 말한다. 발효 과정에서 식재료가 새로운 영양분을 흡수하기 때문에 음식은 발효 전보다도 영양가가 높아진다.

또한 효소는 영양분이 몸에 효과적으로 흡수될 수 있도록 도와준다.

탄수화물을 분해해서 유산을 만들어내는 유산균은 요구르트와 치즈 그리고 절임음식 등에 사용되는 발효균의 대표 세균이다. 아세트산균은 에탄올을 산화시켜서 식초를 만들어낸다. 또한 녹말과 단백질을 분해하는 효소를 만들어내는 누룩산은 된장과 간장을 만드는 데에 쓰인다. 당을 에탄올로 바꾸는 힘을 가진 효모균은 술을 만들 때에 필요하고, 효모균의 일종인 천연효모균과 이스트균은 빵을 만드는 데에 사용된다.

발효식품이 왜 장내 환경 개선에 효과적인가 하면, 식품 속에 포함된 유산균은 유익균의 먹이가 되기 때문이다. 살아 있는 세균뿐만이 아니라 죽은 세균도 유익균의 먹이가 된다.

발효식품을 먹으면 장의 소화흡수가 좋아지기 때문에 발효되면서 만들어진 효소와 그 성분을 보다 잘 흡수할 수 있고, 그것이 결과적으로 장을 정돈하는 상승효과로 이어진다.

발효식품의 위대함은 그뿐만이 아니다. 이를테면 일본의 대표적인 발효식품이라고 할 수 있는 낫토에는 혈액의 응고 작용을 촉진시켜서 출혈을 막아주는 비타민K가 많이 함유되어 있다. 그리고 낫토의 원료는 콩이기 때문에 단백질 또한 풍부하다. 식이섬유에 대해서는 나중에 다루겠지만, 낫토에는 식이섬유가 풍부해서 장에 이로운 영향을 주고, 혈관 속에 굳은 피를 녹이는 효소가 포함되어 있어서 혈전을 막아주는 데에도 효과가 있다.

오랜 시간 숙성시켜서 발효된 간장과 된장 그리고 낫토 등을 먹으면서 장내 플로라를 건강하게 키워가는 것은 장수의 비결로도 이어진다.

김치, 치즈 등 세계 각 나라마다 자신들만의 발효식품을 가지고 있고, 지역 특유의 발효식품은 국내에도 셀 수 없을 정도로 많이 있다.

이렇게 버릴 게 하나 없는 발효식품이지만, 지금 그 발효식품이 새로운 문제를 일으키고 있다.

'발효식품은 몸에 좋다.'는 생각이 너무 강한 나머지 충분히 발효되지 않았는데도 불구하고 '발효식품'이라는 이름을 내걸고 판매되는 식품이 범람하고 있다.

발효식품은 세균의 활동에 의지해서 만든 음식이기 때문에 발효될 때까지 충분한 시간이 필요하고, 부패될 우려도 있기 때문에 품질관리에도 특별히 신경을 써야 한다.

그러나 그런 것에 일일이 신경 쓰다 보면 대량생산과 대량판매를 할 수 없게 된다. 그래서 대량생산과 대량판매를 위해 술은 하루, 간장은 한 달 만에 만든다. 이렇게 세균을 충분히 발효시키지 않고 조미료와 첨가물을 사용해서 만든 거짓 상품이 나돌기 시작한 것이다. 본래 술과 간장은 6개월에서 1년 정도 충분히 담가 두어야 발효가 되는 음식이다.

절임음식도 가장 중요한 유산발효를 하지 않고, 대신에 화학조미료를 첨가해서 절임음식처럼 만들어 파는 곳도 적지 않다.

세균이 작용하지 않은 '저염식'을 강조하는 탓에 다양한 세균 증식을 억누르는 염분도 조금씩 나오고 있다.

염분이 적게 들어간 음식들은 부패되기가 쉽다. 하지만 그 부패 또한 첨가물로 막는다. 이러한 음식들은 마치 화학조미료나 착색료가 잔뜩 들어간 불량식품과 같다.

어쩌면 우리나라 사람들은 '제균'이라고 쓰여 있으면 모두가 그 제품을 사고, '저염식'이라고 하면 모두가 그 음식을 먹는 국민성에서 벗어날 수 없는 것 같다. 염분과다는 확실히 많은 문제를 일으키지만, 소금을 사용해서 잡균의 침입을 막는 보존식품은 우리나라의 전통 식문화이다.

모든 염분이 우리가 두려워할 정도로 몸에 나쁜 것은 아니다. 염분 음식보다 오히려 첨가물이 잔뜩 들어간 음식이 몸에 더 나쁠 것이다.

　슈퍼마켓에 진열되어 있는 색이 매우 선명한 절임음식이 착색료를 사용해서 만든 '가짜 발효식품'이라면, 과연 그것이 장에 이로운 영향을 줄 수 있을까.

수분은 적당히! 그리고 좋은 물을 마시자

장 활동을 활성화시키는 물질을 생각하라고 하면 음식밖에 떠오르지 않겠지만, 음식만큼이나 물의 중요성도 빠트릴 수 없다.

건강한 장 속에 있는 대변은 70~80퍼센트 정도가 수분으로 채워져 있기 때문이다. 수분을 어느 정도 잘 섭취하면 장이 활성화되고, 건강한 장내 플로라를 유지하는 데에 효과가 있다.

아침에 눈을 뜨자마자 마시는 물이 변비 예방에 좋다는 사실은 이미 잘 알고 있을 것이다. 이것은 이른바 시작버튼과 같다. 텅 빈 뱃속에 물을 넣는 행동은 "아침이야. 일어나." 하고 위를 자극해서 깨우는 것과 같다.

실제로 장의 연동운동도 물 한 잔으로 본격적인 활동을 시작한다. 변비가 있는 사람들에게는 '꼭 필요한 물 한 잔'이다.

동시에 단단해진 대변을 부드럽게 만들어서 보다 쉽게 밖으로 내보내기 위해서도 수분은 필요하다.

그러나 물은 대부분 몸속에서 흡수되기 때문에 물을 마셔도 대장까지 가는 수분은 10분의 1도 안 된다고 한다. 게다가 대장에서 흡수되는 양도 있기 때문에 대변으로 만들어지는 수분은 더욱더 줄어든다. 설사는 대장의 흡수 기능이 약해져서 수분 비율이 매우 높은 대변이 만들어진 현상이다.

반대로 변비처럼 대변에 수분이 적으면 어떻게 해서든지 수분 비율을 높여야만 한다. 특히 여름철처럼 수분이 땀으로 배출되는 계절에는 수분양이 더욱더 줄어들어 변비가 악화되는 경우가 있다.

그렇기 때문에 여름에는 하루에 1리터에서 1.5리터 정도의 수분을 섭취해야만 한다.

마실 수 있는 물이라면 수돗물도 상관없지만 가능하면 정수한 물을 마시고, 미네랄워터나 칼슘과 마그네슘이 풍부한 천연수가 있다면 음료수처럼 보관해두면서 마시는 것이 좋다.

온도는 15도에서 20도 정도가 좋다. 냉장고에서 막 꺼낸 차가운 물을 마시면 배도 차가워진다.

물만으로 실증이 난다면 커피나 차를 적당히 이용하는 방법도 도움이 된다. 차는 녹차, 홍차, 우롱차 등 제조방법은 다양하지만, 그 차 잎은 모두 똑같다.

커피와 차에 함유된 카페인은 수분보충뿐만 아니라 장에 자극을 주어서 장을 활성화시키는 작용도 한다. 그러나 너무 많이 마시면 반대로 장의 움직임을 둔하게 만들어서 대변이 단단해질 위험도 있다. 커피와 차는 어디까지나 적당량을 마시는 것이 중요하다. 하루에 4~5잔 이내로 마시는 것이 좋다.

여름에는 주스나 청량음료를 물 대신 마시는 경우도 많이 있는

데, 주스와 청량음료는 당도가 높기 때문에 이것도 적당량 마시는 것이 중요하다.

식사할 때에 된장국이나 스프 등 수분이 많이 들어있는 메뉴를 고르는 것도 수분 섭취의 또 다른 방법이 된다.

'천연 변비약'으로써 물이 아니라 매일 아침 우유를 마시는 방법도 있다. 그러나 유제품을 섭취하려면 아무래도 우유보다 한 단계 발효를 거친 요구르트가 좋을 것이다. 요구르트는 유산균을 보다 쉽게 흡수할 수 있도록 만든 유제품이기 때문에 장과 장내 플로라에 이로운 작용을 하기 때문이다.

또한 수분보충이 중요하지만, 수분을 너무 많이 섭취하면 '장아찌'인 우리의 장이 물에 빠질 우려가 있다. 물을 많이 마신 이튿날 설사가 시작되는 이유는, 장이 많은 수분을 흡수하지 못해서 마치 침수된 상태가 되어버렸기 때문이다. 물도 어디까지나 적당량을 마시는 것이 중요하다.

식물성 기름도 적당량 섭취하는 것이 중요하다

식물성 기름은 장의 움직임을 활성화시키고, 배변활동을 부드럽게 도와주는 중요한 식재료라는 사실은 이미 잘 알려져 있다. 현재도 이탈리아에서는 변비 예방을 위해 아이들에게 올리브오일을 한 숟가락씩 먹이는 습관이 있다고 한다.

그 이유는 올리브오일 속에는 지방산의 일종인 올레산이 함유되어 있기 때문이다. 올레산은 소장에서 거의 흡수되지 않고 대장까지 오는데다가 대장에 도착하면 흡수 속도가 빨라져서 변비 치료에 효과가 빠르다. 올리브오일은 대변의 움직임을 부드럽게 만드는 윤활유 같은 작용을 하는 것과 동시에 동맥경화, 고혈압 등 생활습관병을 예방하고 개선하는 데에 효능이 있어서 최근 주목이 모아지고 있는 기름이다.

"올리브오일을 사용한 음식을 먹자 변비 증상이 나아졌다."는 식으로 TV 건강 방송에도 올리브오일은 종종 등장한다. 확실히 그 효능은 높지만, 올리브오일은 식물성 기름 중에서도 칼로리가 높은 기름에 속한다.

식물성 기름의 주성분 중의 하나인 리놀레산은 성장에 꼭 필요한 물질이지만 체내에서는 생성되지 않기 때문에 음식으로만 섭취해야 하는 '필수 아미노산'이다. 그러나 리놀레산은 동맥경화를 일으키는 유해 콜레스테롤을 늘리는 것과 동시에 유해 콜레스테롤을 막는 무해 콜레스테롤까지 줄이는 성질이 있다. 또한 비만의 원인이 되기도 한다. 게다가 암을 유발시키는 위험성도 있고, 리놀레산을 너무 많이 먹으면 면역력이 저하되어서 질병에 대항하는 저항력까지 약해질 우려도 있다.

역시 섭취량은 적당량이 중요하다.

그러나 식물성 기름은 '적당량'을 판단하기가 매우 어렵다. 사람을 포함한 동물에게는 자연적으로 에너지를 확보하려는 본능이 있다. 그래서 지방이 많이 함유된 기름기 있는 음식이 '맛있다'고 느껴지는 것이다.

그렇기 때문에 화려한 맛을 자랑하는 서양요리와 중화요리에는 기름이 많이 사용된다.

그리고 패스트푸드나 편의점에서 파는 빵과 과자에도 기름이 많이 들어가 있다. 게다가 그 음식들에는 '식물성 기름'이라고 쓰여 있다. 사실은 식물성 기름에도 가짜 식물성 기름이 있다. 편의점 과자 등에 사용되는 '식물성 기름'은 엄밀하게 말하면 천연 식물성 기름이 아니라 값이 싸고 화학적으로 대량생산된 기름이다.

특히 이 기름이 몸에 나쁜 이유는 천연 기름에는 거의 없는 트랜스지방산이 많이 함유되어 있기 때문이다. 트랜스지방산은 유해 콜레스테롤을 증가시켜서 심장질환의 원인이 된다고 알려져 있는

데, 장에서는 궤양성 대장염이 유발할 위험도 있다. 또한 트랜스지방산을 많이 먹으면 비만이 되기 쉬워진다.

이 트랜스지방산은 한 번 쓴 기름에서도 생기고, 패스트푸드에 사용되는 기름에도 포함되어 있다.

기름이 많이 함유된 음식은 장 속에서 유해균이 늘어나는 요인이 된다. 게다가 설사 증상이 있을 때는 아무리 천연 식물성 기름이라 할지라도 기름기를 어느 정도 피하는 것이 좋다. 설사 증상이 심해질 가능성이 있기 때문이다.

권장량은 하루에 천연 식물성 기름 두 숟가락 정도 섭취하는 것이 이상적이다. 아침에 눈 떴을 때 물 한 잔과 올리브오일 한 숟가락을 섭취하면 변비 해소에도 효과적이라는 의견도 많이 있으니까 한번 시도해 볼 가치가 있을 것이다.

조금 덜 먹고 천천히 씹자

음식은 조금 양에 덜 차게 먹고, 천천히 꼭꼭 씹어 먹어야 한다.

어째서 이렇게 당연한 이야기를 하는지 의아하게 생각할지도 모른다.

그러나 나는 그 어떤 최신 치료보다도 옛날부터 전해진 이 말이 장내 환경을 개선하는 데에 더 중요하다고 믿고 있다.

장내 환경을 정돈하기 위해서는 '과식하지 말 것.'이 가장 중요하다.

내가 예로 들은 '장은 장아찌이다.'라는 생각만 보더라도 알 수 있을 것이다.

이를테면 장에 채소가 넘치도록 가득 넣어서 장아찌를 만들었다면 과연 그 반찬이 맛있다고 할 수 있을까?

아마 아닐 것이다. 왜냐하면 그곳에는 세균들이 자유롭게 활동할 공간이 없기 때문이다.

반대로 영양분도 필요 이상으로 몸에 많이 넣게 되면 불필요한 쓰레기가 나오게 되고, 그 쓰레기는 처리되지 못한 채 혈액과 몸속에 퍼져서 우리 몸을 오염시킬 것이다.

마치 인구가 과밀한 빈민가처럼 말이다. 도시는 엉망진창인 무법상태이고, 범죄가 빈번하고 쓰레기는 넘쳐나서 발 디딜 틈 하나 없는, 싸움과 고성이 매일같이 반복되는 상태를 말한다.

그러한 상태가 장 속에서 일어나는 것이다. 그리고 빈민가와 같은 상태는 당연히 장에 좋을 리가 없다.

그럼 여기서 규칙적이고 조금 양에 덜 차게 먹는 생활을 하는 사람과 그렇지 않은 사람을 비교해 보자.

우선 A 씨는 퇴근 후 집으로 돌아가 오후 7시쯤에 저녁을 먹는다. 그럼 새벽 3시 정도가 되면 위에 있던 음식물들은 장에 도착하게 되고, 이튿날이면 음식물은 배설될 것이다. 만약 오후 12시에 잠든다고 하면, 12시 이전에는 음식물이 위를 통과하기 때문에 위는 쉴 수 있게 된다. 거의 적당한 양의 내용물이 들어온 장도, 장내 플로라가 여유롭게 내용물을 분해하고 흡수하기 때문에 이튿날 배변도 원활하게 이루어진다.

반대로 B 씨는 오후 7시에 친구들과 술을 마시기 시작해서 과음을 한 후 오후 12시 정도에 기름기가 많은 라면을 먹고 새벽에 집에 들어가 바로 잠을 자는 생활을 반복한다고 하자.

B 씨의 식사량은 위와 장에 부담을 주는 양이 아니다. 여하튼 B 씨가 자는 동안에도 위는 온 힘을 다해 소화활동을 해야만 하고, 장은 소화효소를 최대한 많이 사용해야만 한다.

이렇게 위와 장이 밤새도록 움직여서 제대로 휴식을 취하지 못한 B 씨는 이튿날이면 위장이 망가져 식욕도 생기지 않는다. 피곤한 탓에 유익균은 줄어들고 유해균이 점점 세력 범위를 넓히는 것은 말할 필요도 없다.

이렇듯 A 씨의 유형과 B 씨의 유형은 60대부터 큰 차이가 나타나기 시작한다. 어디까지나 확률이지만, B 씨와 같은 유형에게는 뇌혈관 장애를 비롯한 증상이 일어나기 쉽다.

우선 '음식을 천천히 먹는' 습관부터 실천해 보면 어떨까.

이를테면 식사할 때에 밥을 한 번 떠먹고 젓가락이나 숟가락을 내려놓는 방법이 있다.

음식점에 가면, 너무 급하게 먹는 나머지 밥그릇도 내려놓지 않은 채 밥을 단숨에 먹어버리는 사람이 있다. 이러한 식습관은 장에 매우 나쁘다. 아무리 빨리 먹는다고 해도 단축되는 시간은 고작 5분 정도일 것이다. 그렇기 때문에 반대로 일부러 천천히 음식을 입에 가져가는 방법을 사용해도 좋다.

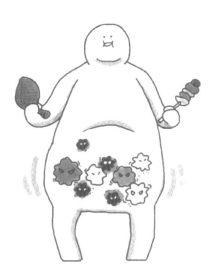

그림 14. 폭음 폭식은 유해균도 살찌게 한다

그럼 식사를 하는 동안에도 소화 흡수가 시작되어 혈당치가 서서히 올라가게 된다. 게다가 대뇌에 있는 만복중추가 반응해서 자연스럽게 포만감이 생긴다. 동시에 온몸의 세포도 활성화되어서 에너지가 발생하고, 비만이 되는 것도 막을 수 있다. 음식을 급하게 먹으면 포만감을 느낄 틈이 없기 때문에 과식을 하게 된다.

그리고 음식을 꼭꼭 씹어 먹어야 한다는 것도 잊어서는 안 된다.

'장아찌'를 다시 생각해 보자. 무 한 개를 통째로 절인 장아찌는 없다. 먹기 좋은 크기로 잘라서 무 전체에 세균이 골고루 미치게 한 후에 발효가 잘 진행되도록 신경을 써야 맛있는 장아찌가 완성된다.

장도 마찬가지이다. 음식물이 소화기관을 지나 장에 도달할 때에는 영양분이 잘 흡수되어야 하고, 또 장내 플로라가 원활하게 작용해서 대변을 쉽게 밖으로 내보내야 한다. 이러기 위해서는 음식물을 치아로 꼭꼭 씹어서 미리 잘게 만들어두는 것이 중요하다.

음식을 꼭꼭 씹으면 설령 그 표면적이 넓더라도 소화효소에 의해서 분해효율이 높아진다. 또한 침에 포함된 아밀라제라는 효소는 음식의 소화를 돕기 때문에 침이 음식물에 많이 달라붙을수록 좋다. 음식물 속에 아밀라제가 많이 있는 것만으로도 위와 장의 부담은 줄어든다.

게다가 침에 포함된 과산화효소에는 암과 생활습관병을 억제하는 효과가 있다고 알려져 있고, 많이 씹으면 얼굴 근육이 단련되어서 주름 예방에도 효과가 뛰어나다는 이야기도 있다.

조금 양에 덜 차게 먹고 천천히 꼭꼭 씹어 먹는 습관은 오늘부터 당장 시작할 수 있다. 이 방법을 꼭 따라 해보기를 바란다.

비피더스균은 올리고당을 먹고 산다

장내 플로라는 도대체 무엇을 먹고 살까?

장내 세균 전체가 하루에 먹는 당분은 대부분 30~50그램 정도이다. 또한 단백질이 대장으로 가면 장내 세균들의 먹이가 되는데, 이는 평균 12그램 정도이다. 그리고 소화효소 점액 등의 분비물, 장 점막에서 떨어진 이른바 각질 같은 것, 식이섬유, 죽은 장내 세균의 피부, 아세트산, 부티르산, 장내 플로라가 만들어내는 짧은 사슬지방산 등이 장내 세균들의 먹이가 된다.

이는 장내 세균들은 밖에서 들어오는 영양뿐만이 아니라 이미 안으로 들어온 물질을 재사용해서 먹고 산다는 것을 보여준다. 또한 '집주인'인 사람이 먹는 내용물에 영향을 받는 동시에 독자적으로도 생활하는 '다른 물질'이라는 사실도 여기서 알 수 있다.

장내 플로라에게 꼭 필요한 영양소 중의 하나가 당분이다. 당분은 대부분이 소장에서 흡수되는데, 같은 당분이라도 소장이 아닌 장내 플로라가 많이 서식하고 있는 대장에 이르러야 비로소 발효가 진행될 수 있다.

그러한 소화내성 즉 사람의 소화효소로는 거의 소화되지 않고 무사히 대장까지 가는 당분의 대표적인 예가 올리고당이다. 올리고당은 그것을 소화시킬 수 있는 특정 세균이 있어야만 활용할 수 있다. 그 세균의 중심이 되는 것이 바로 장내 비피더스균이다.

올리고당에 의해서 비피더스균이 늘어나면 몸속에서는 비타민이 만들어지고 칼슘의 흡수를 도와주어 건강한 몸을 유지할 수 있게 된다.

올리고당은 어떠한 음식으로 섭취되는 것이 아니라 전분, 설탕, 유당, 대두 등에 산과 효소가 결합되어 만들어지는 물질이다. 이를테면 사탕무(설탕의 원료)를 원료로 하여 올리고당을 만드는 방식이다.

사실은 "이것이 올리고당이다."는 명확한 정의가 있는 것은 아니다. 올리고당은 포도당과 과당처럼 더 이상 나눌 수 없는 단당류가 여러 개 결합한 물질의 총칭이다.

올리고당의 특별한 장점을 살려서 만든 상품은 설탕 대용으로 사용되기도 하고, 과립 또는 시럽 상태로 만든 올리고당은 감미료나 정장整腸용으로 어떠한 첨가물 없이 그대로 먹을 수 있으며, 음료, 과자, 푸딩, 빵, 잼 등의 가공식품에도 이용되고 있다.

'올리고당'은 최근에 유명세를 타기 시작하면서 기능성식품으로 인정받았다. 또한 다양한 재료에다가 올리고당을 배합한 상품도 늘어나고 있다.

소장에서 흡수되어 소화가 빨리 진행되는 포도당, 설탕, 유당은 1그램당 4킬로칼로리 전후의 에너지를 내는 데에 비해서 올리고

당은 그 절반 이하밖에 에너지를 만들어내지 못한다. 그렇기 때문에 비만을 막는, 다이어트에 좋은 당분이라고 알려진 것이다.

앞에서도 말했듯이 올리고당의 종류는 매우 다양하다. 올리고당의 일종인 시클로덱스트린이라는 물질은 쓴맛과 악취를 잡는 성분으로 채소주스와 구취제거제의 원료로 사용된다.

대장암을 예방해 준다, 충치를 예방해 준다 등등 올리고당은 우리 몸에 이로운 효능이 있다고 알려져 있지만, 사실 그들은 대장에 도착해서 비피더스균에게 영양분이 되어 주려고 태어난 물질이다.

다만 올리고당의 효능을 너무 믿은 나머지 가끔은 폐해가 일어나기도 한다.

천연 분말 올리고당의 경우 하루 치 성인 권장량은 3그램이다. 어린이의 하루 권장량은 성인의 전반 정도일 것이다. 그러나 장내 환경을 개선하기 위해 올리고당을 과다 섭취한 나머지 오히려 설사 증상이 일어난 사례는 적지 않다.

또한 위가 약한 사람이 설사할 때에 올리고당을 먹으면 설사 증상이 더욱더 심해지는 경우도 있다.

올리고당 권장량도 체질에 따라 다르다. 체질에 의해서 올리고당을 흡수하지 못하는 사람이 있다. 그러한 사람들은 장이 올리고당을 없애려고 해서 설사가 일어나는 것이다. 올리고당은 유익균을 늘리는 작용을 하기 때문에 본래라면 설사 증상이 사라져야 하지만, 사람에게 모든 증상이 일률적으로 일어나지는 않는다.

안타깝지만 "이것만 먹으면, 또는 이것만 마시면 모든 장 트러

블이 해결된다."처럼 만인에게 효과가 있는 특효약은 없다. 효과가 있는 사람도 있지만, 효과가 없는 사람도 있다.

　모든 음식이 마찬가지이지만, 올리고당도 이 사실을 이해한 후에 섭취하는 것이 좋다.

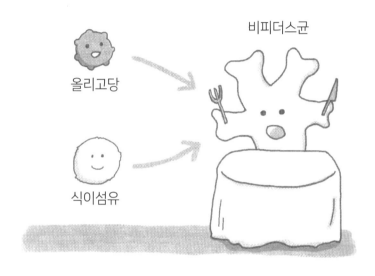

그림 15. 비피더스균이 좋아하는 물질

식이섬유가 장에 좋은 이유

올리고당 이외에 장에 이로운 물질로 뿌리 깊게 정착한 것이 있다. 그것은 바로 '식이섬유'이다. 기능성 식품은 정장작용을 하는 식품이 많은데, 그 식품들이 대부분 식이섬유를 포함하고 있다.

식이섬유에 대해서 정의하자면, 식이섬유란 '사람의 소화효소로는 분해되기 어려운 난소화성 성분'을 말한다. 단백질과 탄수화물은 체내의 소화효소에 의해서 소화된 후 대부분 소장에서 흡수된다. 그러나 식이섬유는 소화되지 않은 채로 대장에 도착한 후 대변으로 배출된다.

섬유라고는 하지만 모든 식이섬유가 실처럼 가느다란 것으로 되어 있지는 않다.

대략적으로 말하면, 부석부석한 것부터 끈적끈적한 것까지 그 종류는 다양하다. 일반적으로 식이섬유는 과일에 포함되어 있는 펙틴과 해조류에 포함되어 있는 알긴산 등의 수용성 식이섬유와, 채소에 포함되어 있는 셀룰로스 등 불용성 식이섬유가 있다. 또한 올리고당도 우리 몸속에서 소화되기 어렵기 때문에 식이섬유에 포함된다.

지금은 식이섬유가 몸에 이로운 물질로 인정받고 있지만, 수십 년 전까지만 해도 그다지 주목받은 물질이 아니었다. 그 점은 '장'과 비슷하다.

식이섬유 자체에는 어떠한 영양 가치도 없고, 우리 몸에 에너지를 만들지 못한 채 밖으로 배출된다. 게다가 소장에서 흡수되는 다른 영양분의 이용을 방해한다는 지적까지 있었다.

그래서 이전에는 식이섬유가 '귀찮은 존재'로 여겨져 왔다.

식이섬유가 갑자기 주목받기 시작한 이유는, 70년대에 식이섬유가 대장암 예방과 관계가 있다는 연구 발표가 나왔기 때문이다.

이 결과로 인해 갑자기 식이심유에 대한 관심이 높아졌다. 본래 우리나라 사람들은 서양 사람들에 비해 식이섬유 섭취량이 많았다. 그리고 그것이 우리나라 사람들의 낮은 대장암 발병률에 커다란 요인이 되었다.

식이섬유를 조사하면 대장암이 생기는 이유를 찾을 수 있을지도 모른다는 의견도 있다.

또한 일반인들 사이에서는 식이섬유가 다이어트 상품으로써 인기를 얻고 있다.

곤약과 우뭇가사리 등 주성분이 식이섬유인 식품은 포만감이 높은데다가 소화되기가 어려워서 칼로리가 매우 낮은 음식에 속한다. 식량이 부족했던 시절에는 적은 양으로 많은 에너지를 얻을 수 있는 음식의 수요가 높았지만, 포식 시대가 된 현대는 오히려 에너지가 적은 음식이 인기를 얻고 있다.

식이섬유의 가장 큰 특징은 물을 흡수한 후에 보유하는 능력이 뛰어다나는 점이다. 식이섬유는 소화기관을 통과할 때에 서서히 물을 흡수해서 팽윤성과 점성을 늘린다. 그렇기 때문에 위 속에 머무는 시간이 길어져서 쉽게 포만감을 느끼고, 과식을 막아준다.

　게다가 위에서 소장으로 넘어갈 때에는 천천히 움직이기 때문에 식사 후에 혈당이 급격하게 올라가는 것을 막아주어서 당뇨병 예방에도 효과적이다. 그리고 대장에서는 대변의 부피를 늘려주는 것과 동시에 비피더스균과 같은 유익균을 늘려줘서 변비 개선에도 도움을 준다.

　또한 식이섬유는 소장에서 흡수되지 않고 대장까지 가기 때문에 장내 세균들에 의해 발효되고, 그곳에서 지방산과 메탄가스를 생성한다. 그렇게 생성된 물질의 일부는 우리 몸의 에너지원으로 이용된다.

　이렇게 알면 알수록 식이섬유에는 장점들이 많이 있다.

　그리고 동시에 식이섬유를 섭취하지 않았을 때에 발생하는 일에 대해서도 밝혀졌다. 우리나라 사람들은 점점 식생활이 바뀌면서 이전에는 풍부하게 섭취했던 식이섬유를 현대에는 거의 먹지 않게 되었다.

　식이섬유의 하루 섭취량은 30그램을 유지해야 하는데 현대 우리나라 사람들은 그 절반 정도밖에 섭취하지 않는다고 한다.

　이전에 우리나라 사람들은 채소와 콩 등 식이섬유가 풍부한 식재료를 위주로 식사했었다. 그것이 지금은 육유와 유제품 등 서구화된 식단으로 바뀌면서 식이섬유가 그다지 들어있지 않은 음식을 많이 먹게 되었다.

하지만 80년대까지는 균형 잡힌 식단으로 식사를 했었다고 한다. 90년대에 고도 성장기에 들어서면서 식단은 호화롭게 바뀌었고, 섭취하는 지방양도 늘어났다. 그 반작용처럼 식이섬유의 중요함과 가치가 주목받게 된 것이다.

게다가 최근에는 식이섬유가 심근경색의 원인인 혈관 염증을 막아주고, 고혈압과 악성 콜레스테롤의 증가를 억누른다는 보고도 있다.

이렇듯 식이섬유에게는 장점은 있어도 단점은 거의 없다. 그 이유는 식이섬유는 결국 몸 밖으로 모두 배출되기 때문이다.

수용성 식이섬유와 불용성 식이섬유의 효능

　수용성 식이섬유는 과일에 포함되어 있는 펙틴 이외에 다시마와 해초로 만들어지는 우뭇가사리, 곤약 성분인 글루콘산아연, 무말랭이, 박고지, 콩 등에 많이 함유되어 있고, 물에 녹으면 점도가 높아지는 것이 특징이다. 수용성 식이섬유는 소장에서 영양소의 소화흡수를 늦추고 유해물질을 흡착한 후 그것과 함께 대변이 되어 몸 밖으로 빠져나온다.

　이 수용성 식이섬유가 이용되는 부위는 대장 중에서도 입구에 해당되는 상행결장이다.

　우선 소장으로 넘어간 음식은 소화에 의해 거의 죽처럼 작은 상태가 된 다음 대장으로 넘어간다.

　죽 상태가 된 수용성 식이섬유가 대장에 도착하면 장내 플로라는 그 식이섬유를 발효시켜서 짧은 사슬지방산을 만들어낸다. 그렇게 생성된 짧은 사슬지방산은 나트륨과 물을 흡수한다.

　이렇게 점도가 높아진 수용성 식이섬유는 유해물질을 흡수하는 것뿐만 아니라 장 속에 오래 머물러 있기 때문에 소화흡수의 속도를 늦춰주고 콜레스테롤의 흡수도 저하시킨다. 그럼 악성 콜레스테롤을 없애는 것은 물론이고 식사 후에 혈당치가 급격하게 올라가는 것도 방지할 수 있다.

한편 불용성 식이섬유는 현미, 정제되지 않은 보리, 콩, 채소의 줄기, 우엉, 톳, 사탕무(설탕의 원료), 고구마, 버섯류, 비지 등에 많이 포함되어 있다.

이 불용성 식이섬유는 물에 녹지 않는 식이섬유로, 대장의 끝부분까지 내려가서 배변량을 늘려주는 작용을 한다. 조금 더 자세하게 말하면, 장의 연동운동을 활성화시켜서 소화기관을 통과하는 시간을 줄여주는 것과 동시에 소화기관 안에서는 수분을 끌어안아 그 부피를 늘려준다. 그렇게 되면 대변의 양이 늘어나서 대변의 배출을 재촉할 수 있다.

불용성 식이섬유는 대장 중에서도 직장에 가까운 하행결장에 서식하고 있는 장내 플로라들에 의해서 발효된다.

하행결장에는 아세트산이라는 세균이 많이 있다. 아세트산은 불용성 식이섬유가 하행결장에 오기까지를 기다렸다가 그들이 다가오면 맹렬하게 달려들어서 발효를 시키고 짧은 사슬지방산을 만들어낸다.

게다가 아세트산에게 있어서 불용성 식이섬유는 편안한 집과 같은 존재이다.

하행결장은 항문과도 가까워서 유해균이 쉽게 번식하고 그로 인해 유해물질을 만드는 세균들이 많이 서식하지만, 불용성 식이섬유를 많이 먹으면 부티르산을 만드는 유익균이 늘어나게 된다.

부티르산이 많이 생기며 장을 움직이는 에너지원과 혈액량이 늘어나서 사람의 몸에 활력이 넘치게 된다.

식이섬유는 우리가 의식만 하면 일상에서도 비교적 쉽게 먹을 수 있다. 곡류, 감자나 고구마와 같은 덩이줄기류, 콩류, 채소류, 과일류, 해초류 등 '전통 음식'에 많이 포함된 식재료이다. 식사할 때 우리의 주식인 곡류를 잘 섭취하고, 가능하면 백미에 보리 등을 섞고, 채소도 뿌리채소와 잎채소를 같이 먹는 것이 좋다. 콩류와 덩이줄기류, 해초류도 합치면 전체적으로 영양이 골고루 균형 잡힌 식사가 될 것이다.

그러나 모든 것은 어디까지나 '취향'이다. 몸에 좋다고 해서 억지로 식이섬유를 많이 먹을 필요까지는 없다.

약초가 장내 플로라 개선에 도움이 된다

　최근 약초를 곁들인 식사가 유행하고 있다.

　버섯과 마찬가지로 약초 중에도 '독' 성분이 포함되어 있는 것이 있고, 그 독초를 먹으면 우리 몸에 해로운 작용을 하기도 한다. 그렇기 때문에 산에 올라가 약초를 캐서 먹을 경우에는 약초 전문가에게 물어본 후에 먹는 것이 좋다.

　하지만 그것 이상으로 몸, 특히 장에 좋은 약초는 많이 있다.

　약초가 왜 장과 장내 플로라에 좋은가 하면, 지금까지 몇 번이나 말했듯이, 식이섬유가 많이 들어 있기 때문이다.

　약초에 포함된 식이섬유는 장에 도달하면 장내 플로라에 의해 발효되어서 끈적거리는 상태가 되고, 수분의 부드러움을 유지하면서 장 속에 쌓인 쓰레기를 모두 흡수한 뒤 대변으로 나온다. 이것은 이미 앞에서도 이야기했다.

　게다가 야생으로 햇빛을 보다 많이 받은 약초는 혈액을 부드럽게 만들어주는 등 정화 작용도 높은 것이 특징이다. 약초는 흔히 말하는 생약生藥의 원료로도 많이 쓰인다.

　또한 약초는 효모를 더해서 발효시킨 뒤 '효소'로 만들어 마시기도 한다.

약초를 먹으면 유익균의 증식이 진행되어 장 속은 적당한 약산성을 유지하게 되고, 유해균의 증식도 막을 수 있게 된다.

같은 약초라도 남쪽에서 나는 약초를 먹는 편이 장에는 보다 효과적이다.

남쪽은 태양광선이 미치는 양이 다르기 때문이다. 항산화물질인 폴리페놀을 비롯해 사람의 몸에 이로운 유효성분은 대부분 자외선으로부터 열매와 과일을 지키기 위해 색을 진하게 만든다. 그렇기 때문에 강한 햇볕이 내리쪼이는 지역일수록 유효성분은 늘어나는 것이다.

항산화물질은 이른바 사람의 몸을 녹슬게 만들고 암세포를 늘리는 활성산소의 작용을 억제해주기 때문에 노화도 막아준다. 또한 장의 움직임도 촉진시켜준다.

게다가 남쪽 지방은 기후가 '아열대'인 곳이 많다. 따뜻하고 비가 많이 내리지 않는 곳에서는 식물의 종류가 풍부해서 일 년 내내 다양한 식물이 잘 자란다.

남부지방의 대표 약초인 방풍은 장수 나물이라고 불릴 정도로 간과 콩팥 질환에 좋고, 그 이외에도 혈관을 튼튼하게 만드는 데에 효과가 있다.

맛이 씁쓸한 씀바귀에는 비타민과 칼슘이 많이 함유되어 있다.

이전에는 그 지역에 가야 특산 약초를 구할 수 있었지만, 지금은 어디에서나 손쉽게 구할 수 있게 되었다.

그러나 다시 말하겠지만, 약초가 모든 사람의 장에 100퍼센트 좋다고 단언할 수는 없다. 약초를 싫어하는 사람과 체질적으로 맞지 않는 사람은 약초를 무리하게 먹을 필요는 없다.

저항성전분도 장내 플로라를 활성화시킨다

장내 플로라가 좋아하는 물질 중의 하나로 저항성전분이 있다.

저항성전분은 밥, 옥수수, 감자 등 우리에게 친숙한 식품에 함유되어 있는 성분이다. 이 식품들의 이름만 들으면 소화가 잘되지 않고 흡수가 빨라 혈당치를 올려줘서 비만이 되기 쉬울 거라는 생각이 들지도 모른다.

'저항성전분이 정말 장에 좋을까?' 하고 고개가 갸웃거려질 것이다.

그러나 저항성전분이 왜 몸에 좋은가 하면, 거기에는 위와 소장에서는 소화되지 않는 아밀로스라는 물질이 함유되어 있기 때문이다. 그리고 아밀로스는 장내 플로라의 먹이가 되어준다. 우리나라 멥쌀에는 아밀로스가 20퍼센트 정도 함유되어 있는 데에 비해 옥수수에는 아밀로스 함량이 80퍼센트나 되는 고高아밀로스 옥수수종이 있다. 고아밀로스 옥수수에서 추출한 전분을 고아밀로스 전분이라고 부른다.

저항성전분은 상행결장과 하행결장 사이에 있는 횡행결장에서 효과를 발휘한다.

저항성전분이 발효되면, 지방과 유해 콜레스테롤의 합성을 방해하는 프로피온산과 부티르산이 짧은 사슬지방산을 만들어내어 칼슘과 마그네슘을 비롯해 미네랄의 흡수를 촉진시킨다고 한다.

부티르산은 또한 요관 점막의 혈류와 수분의 흡수도 촉진시킨다. 저항성전분에는 암세포의 증식을 억제하는 효과가 있다고 주장하는 학자들도 있다. 이전에는 대장암을 예방하는 물질은 식이섬유라고 주장했는데, 현재는 저항성전분이 대장암을 예방하는 데에 효과가 있다는 연구 결과도 많이 나오고 있는 추세이다.

이렇게나 중요한 아밀로스이지만, 우리나라 사람들의 식감으로는 아밀로스의 함량이 적은 쌀이 '맛있다.'고 느껴지기 쉽다.

대부분 밥의 찰기는 쌀에 70퍼센트 함유되어 있는 전분에 의해서 결정된다. 전분에는 아밀로스와 아밀로펙틴이라는 두 종류의 성분이 있는데, 전분에 아밀로스 비율이 낮으면 찰기가 강한 밥이 되고, 반대로 아밀로스의 비율이 높으면 찰기가 적은 밥이 된다. 이를테면 찰기가 강한 쌀은 전분에 아밀로펙틴의 함량이 매우 높은 반면에 아밀로스는 거의 포함되어 있지 않다. 앞에서도 말했듯이 우리나라의 일반적인 멥쌀에는 전분이 20퍼센트 정도 함유되어 있다. 태국 등 동남아시아의 쌀에 비하면 그 비율은 매우 낮다. 그렇기 때문에 퍼석퍼석한 외국 쌀에 비해 우리나라 쌀은 찰기가 많고, 우리는 그것을 '맛있다.'고 느끼는 것이다.

게다가 지금은 아밀로스 함량이 낮은 쌀까지 나오고 있다. 찹쌀과 멥쌀의 중간으로 일반 멥쌀보다도 찰기가 있어서 부드러운 식감이 특징이다.

우리나라 사람은 그만큼 "쌀은 찰기가 있어야 한다."는 의식이 강한 것 같다.

이렇게 우리나라 사람들은 주식인 밥에서 저항성전분을 얻을 수 없기 때문에 쌀가루 등 가공된 음식을 통해서 저항성전분을 섭취하는 방법을 생각해야 한다.

아니면 맛이 없어서 푸대접의 대명사로 전락해버린 '찬반'을 가끔 먹는 것도 좋은 방법이다.

조리한 감자를 실온에 두면 아밀로스가 늘어나서 소화흡수가 천천히 진행되고, 쾌변에도 효과적이다. 그렇기 때문에 저항성전분을 섭취할 생각으로 차가운 도시락이나 주먹밥을 먹는 것도 좋다. 도시락과 주먹밥에는 있는 밥은 이미 식어버렸기 때문에 변비와 다이어트에 도움이 된다.

또한 실온에 있던 밥을 전자레인지에 데우지 않고 먹는 것도 장내 플로라에게 먹이를 주는 좋은 방법이다.

육식은 정말 장에 해로울까

"육식은 장의 적이다."

이러한 목소리는 매우 높다. 육류에 포함된 동물성 단백질과 지방은 장에 서식하는 유해균의 먹이가 된다. 그렇기 때문에 육류를 너무 많이 먹으면 소화가 충분히 이루어지지 않은 채 대장으로 흘러들어가서 유해균을 증식하여 장내 환경을 망가트린다.

늘어난 유해균은 지방을 분해하는 데에 필요한 담즙산을 분해해서 암을 촉진시키는 물질로 변해버린다.

개중에는 젊은 사람들이 좋아하는 햄버거를 비롯해 지방이 많은 패스트푸드는 유해균이 가장 좋아하는 유형의 음식이라는 지적도 적지 않다.

지방이 많은 음식을 자주 먹으면 장 속은 알칼리성으로 변해서 더욱더 유해균의 온상이 되어 버린다.

식이섬유가 많이 함유된 채소를 먹지 않고, 인스턴트 식품이나 패스트푸드만 먹어서 영양이 치우치면 유해균의 증식과 함께 장은 점점 노화된다. 아직 20대인 환자 중에 장을 진찰하면 '60대 장'과 같은 상태인 사람도 자주 있다.

한 연구 조사에 따르면 우리나라 사람이 1년간 먹는 육류는 1995년 27.4킬로그램이었지만 2014년에는 45.8킬로그램으로 약 2배 가까이 증가했다고 한다.

육식 증가율이 이만큼 늘어난 이상 육식에 따른 우리나라 사람들의 장내 환경의 변화, 특히 유해균의 증식은 당연한 결과일지도 모른다.

육식을 많이 먹으면 비만이 되기 쉽고, 생활습관병에 걸릴 확률도 높아진다. 그렇기 때문에 "육식은 건강의 적이다."는 의견도 나온 것이다.

그러나 한편에서는 육식은 흡수력이 좋은 양질의 단백질과 비타민이 포함된 영양이 풍부한 식품이라는 의견도 있고, 동물성 단백질이 부족하면 몸이 약해치고 저항력도 떨어진다고 말하는 사람들도 있다.

그럼 어떻게 해야 할까?

앞에서도 말했지만, 내 생각은 "육식이 먹고 싶다면 무리해서 참을 필요는 없다."이다.

좋아하는 음식을 먹는다는 것은 인생의 즐거움 중의 하나이다. 먹고 싶은데 먹지 못하면 오히려 스트레스를 받아서 장 건강에 좋지 않을 것이다.

햄버거와 같은 패스트푸드라도 좋아하면 먹으면 된다. 다만 너무 많이 먹는 것은 금물이다.

전 세계적으로 일본의 오키나와는 장수마을로 손꼽힌다. 이 오키나와 사람들이 매우 좋아하는 통조림이 있다.

다진 돼지고기에 돼지기름과 향신료 그리고 소금을 잔뜩 넣어서 만든 햄 통조림으로 어느 슈퍼마켓에서도 그것과 비슷한 것을 자주 볼 수 있다.

햄 통조림이 '건강에 유해'하다는 목소리는 매우 높다. 중성지방과 콜레스테롤을 늘리고 포화지방이 많은데다가 고혈압의 원인인 염분이 많이 들어있기 때문이다.

햄 통조림에는 장내 플로라를 망가트리는 식품첨가물도 많이 들어 있기 때문에 유익균의 증식을 막는다.

햄 통조림은 어디를 보더라도 장에 도움이 될 만한 요소는 하나도 없다. 그러나 오키나와에 사는 노인들에게 "햄 통조림을 먹습니까?"라고 물으면 대부분의 사람들은 먹는다고 대답한다.

그 이유는 "맛있으니까."이다.

80세, 90세가 되었지만 모두 건강하고, 매일 한 끼도 거르지 않고 식사를 하고 있을 만큼 장도 매우 건강하다.

그들은 물론 햄 통조림을 통째로 먹지만은 않는다. 채소 볶음에 고기 대신 넣는다거나 볶음밥을 할 때 잘게 잘라서 넣어 먹기도 한다.

앞에서 식품첨가물은 장에 나쁘다고 말했었다. 그러나 문제는 어디까지나 과잉섭취에 있다.

'이것은 몸에 나쁘다.'라는 말에 신경 쓰지 말고, 맛있다고 생각되면 다양한 음식에 넣어서 먹으면 된다. 이것이 스트레스를 받지 않고 장내 환경을 건강하게 만드는 매우 좋은 방법이다.

'유기농 채소'는 모두 장에 이로울까

채소를 먹으면 장과 장내 플로라가 활성화되는 것은 틀림없는 사실이다.

채소에는 식이섬유가 풍부하고, 개중에는 비타민과 칼슘이 들어있는 채소도 많이 있다.

그러나 지금 슈퍼마켓에서 팔고 있는 채소가 정말 장에 좋은지는 의문이다. 채소 한 개에 들어 있는 칼슘과 비타민C의 양이 종류에 따라서는 20년 전에 비해 절반 이하로 떨어졌기 때문이다.

그래서 지금은 채소를 먹어도 그 본연의 맛을 느끼기가 힘들다. 쌉싸래하거나 진한 맛이 줄어들었고, 전부 평균적으로 비슷한 맛이 되어 버렸기 때문이다.

겉모습은 크고 색이 선명해서 맛있을 것처럼 보이지만, 실제로 먹어보면 그 맛은 너무나 허무하다. 어딘지 현대 젊은이와 비슷한 모습이 느껴진다.

나는 식물에게 중요한 것은 뿌리이고, 그 뿌리를 지탱하는 땅이 비옥하지 않으면 싱싱한 꽃도 피지 않고, 맛있는 열매도 맺히지 않는다고 말해왔다.

'힘이 없는 채소'가 늘어난 원인은 농업이 합리화를 중시하면서 화학비료를 대량 투여하는 바람에 땅 속에 유해한 미생물이 줄어들었기 때문이다.

　이것은 사람의 몸과 똑같다. '약물 과용'에 빠진 나머지 장 속에 있는 유익균을 점점 죽이고 장내 환경을 악화시키는 도식이다.

　채소도 사람도 마찬가지이다. 좋은 땅을 기반으로 두지 않으면 뿌리도 자랄 수 없고, 좋은 작물도 얻을 수 없다.

　건강한 채소를 먹지 않으면 건강한 장도 만들 수 없다.

　그러나 단순히 '유기농 채소'를 먹는다고 해서 장이 건강해지는 것도 아니다.

　많은 사람들이 알고 있듯이 유기농 채소에도 농약이 들어가 있다. 농약을 사용하지 않고 재배한 채소도 있지만, 대부분이 농약을 사용한다.

　그러나 유기농 채소는 화학비료 대신에 가축의 분뇨나 풀을 발효시켜서 만든 유기비료를 사용하는 경우가 많이 있다.

　유기비료는 유익균에게 이로운 미생물들이 충분히 활동할 수 있도록 시간을 들여서 천천히 발효되기 때문에 우리의 장에 딱히 문제가 되지 않는다. 그러나 유기비료가 무조건 좋다고만은 할 수 없다. 충분히 발효되지 않은 유기비료를 사용하면 비료 속에는 우리 몸에 유해한 병원균이 아직 남아 있기 때문에 오히려 식중독을 일으키는 위험이 있다.

　성분표시에는 하나같이 유기비료를 사용했다고 표기되어 있기 때문에 제대로 발효된 비료를 사용했는지 사용하지 않았는지 모르는 채 그것들은 전부 '유기농 채소'가 되어 버린다. 이렇듯 겉모습만 보고는 판단할 수가 없다.

그렇기 때문에 나는 성분표시나 브랜드를 너무 믿지 말라고 말한다. 어차피 그러한 것은 뇌가 판단한다.

그리고 대답은 장이 해줄 것이다. 슈퍼마켓에 가서 채소를 만져본 후에 장이 "맛있을 거 같은데.", "먹고 싶다."고 반응하는 것을 사야 한다. 장내 플로라는 자신에게 무엇이 이로운지 '집주인'인 우리에게 잘 알려주기 때문이다.

항암제, 항생물질, 식품첨가물은 장내 플로라의 강적이다

나는 이미 서양의학 의사에서 동양의학 의사로 전향했기 때문에 내가 환자에게 '항생물질'을 처방하는 일은 더 이상 없을 것이다. 그것으로 홀가분해졌다고 말할 수는 없지만 '항생물질'과 인연을 끊은 것은 어쩌면 나의 의지이기도 했다.

솔직하게 말하면, 나는 서양의학 의사였을 때부터 항생물질을 사용하고 싶지 않았었다.

항생물질은 긴급 환자에게 매우 중요한 의약품이다. 몸에 해를 끼치는 세균을 먼저 죽이기 때문이다. 전쟁터에서는 폭격으로 다친 사람들의 상처를 치료하기 위해 항생물질을 사용한다. 꼭 전쟁이 아니더라도, 교통사고로 인해 생사를 오갈 정도로 심각한 부상을 입은 환자에게도 이 항생물질은 반드시 필요하다. 상처가 덧나지 않도록 외부로부터 몰려드는 세균을 재빨리 죽이는 데에도 항생물질은 매우 유효하다.

또한 세균에 의한 2차 감염을 막을 때에도 항생물질은 없어서는 안 되는 중요한 역할을 한다.

항생물질은 인류의 생명을 지키는 데에 매우 중요한 역할을 하고 있다고 해도 과언이 아니다. 정말 대단한 물질이다.

그러나 항생물질은 장내 플로라에게 있어서는 '천적'이라고 해도 좋을 만큼 궁합이 매우 나쁘다.

항생물질은 질병을 유발하는 '해로운 세균'만을 죽이는 것이 아니다. 유익균도 함께 모두 죽인다.

이것은 항암제도 마찬가지이다. 항암제는 암세포도 죽이지만, 정상 세포까지 자기편으로 만들어서 그들을 죽인다.

항생물질은 해로운 세균은 죽이고 이로운 세균은 살려두는 그런 훌륭한 작용은 하지 못하는 물질이다. 게다가 애초에 사람의 몸에 무엇이 '이로운 세균'이고 무엇이 '해로운 세균'이라고 말하는 것 자체가 매우 애매하다. 유익균은 살려두고 유해균만 죽이는 항생물질이 개발된다고 해도, 유해균 중에서도 '이로운 일'을 하는 세균도 있어서 양자택일처럼 딱 잘라 선택할 수가 없다.

더욱더 심각한 것은 항생물질과 싸우는 동안에 세균은 점점 강해진다는 사실이다. 그 결과 항생물질로는 죽일 수 없는 해로운 세균들이 점점 늘어나게 된다.

그리고 최근에는 드문 일이 되었지만, 이전에는 가벼운 감기 증상으로 병원을 찾으면 항생물질을 처방해주거나 했었다. 그것은 이상한 일이다. 감기는 대부분 바이러스 감염에 원인이 있다. 항생물질은 동물의 세포 속에 증식하는 바이러스가 아니라 외부에 증식하는 세균을 죽이는 능력만 가지고 있다. 그렇기 때문에 항생물질은 감기를 치료하는 데에는 거의 효과가 없다. 항생물질은 단순히 감기를 치료하는 것보다 더 심각한 질병을 치료하는 데에 쓰여야 한다.

'약물 과용'의 폐해도 항생물질의 사용과 깊은 관계가 있다.

항생물질을 사용하면 장내 플로라에게 악영향을 미칠 수 있다는 사실은 병원 의사들도 잘 알고 있다.

그래서 의사들은 항생물질과 함께 위와 장을 보호하는 약을 먹어야 한다고 말한다. 그리고 그 약에 부작용이 생기면 부작용을 막는 약을 또다시 처방해준다. 하지만 또 부작용이 생기면 그 부작용을 막는 약을 또 처방해준다. 환자가 처방받는 약은 이런 식으로 산더미처럼 불어난다.

환자 입장에서도 처방받은 약을 먹지 않으면 불안해지기 때문에 하는 수 없이 그 많은 약을 전부 다 먹는다. 약을 계속 먹는 동안에 항생물질의 폐해뿐만이 아니라, 많은 양의 약을 처리하느라 장은 지쳐버리고 그 결과 장내 환경과 장내 플로라는 망가지게 된다. 그럼 장내 플로라는 더 이상 '꽃밭'이 아니게 된다.

이 같은 폐해는 모두 '약물 과용' 때문이다.

병원 경영 입장에서 보면 약을 처방해야 수입을 올릴 수 있기 때문에 약 처방을 전면적으로 부정할 수는 없다.

나도 이전에는 개인병원을 운영한 적이 있어서 경영의 험난함을 잘 알고 있다.

그러나 경영 때문에 환자의 소중한 장을 망가트리고, 그 증상이 점점 악화되어서 결국은 손쓸 수 없는 상황까지 생기는 것도 사실이다.

다시 말하지만, 항생물질을 부정하는 것이 아니다. 항생물질을 사용해서 증상이 좋아진 경우도 많이 있다. 그러나 누구나 다 항생물질로 증상이 좋아지는 것은 아니다. 환자 한 사람 한 사람의 체질에 맞춘 치료법을 찾아야만 한다. 내 경험으로는 항생물질을 처방해서 증상이 개선된 환자는 그다지 많지 않았다.

'몸의 경비원'이라고 불리는 장내 플로라를 망가트려버리는 치료만은 피해야 한다.

또한 식료품에 포함된 방부제와 같은 식품첨가제도 장내 플로라에게 이로운 영향을 주지는 않는다.

사람들은 음식을 장기간 보존하기 위해서 소금을 사용해 왔다. 이것은 오랜 역사가 있는 저장 방법이다.

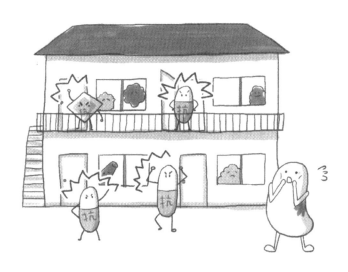

그림 16_ 항생물질은 나쁜 세균뿐만이 아니라 모든 세균을 공격한다

소금에는 식사재의 수분을 빼앗아 부패균의 활동을 막는 성질이 있다. 그뿐만이 아니라 소금에 절이면 식자재의 맛이 올라가는 효과도 있다.

이것은 자연 속에서 얻은 생활의 지혜이다.

한편 '방부제'는 식품을 대량생산, 대량판매하기 위해 어떻게 하면 싼 값으로 식품을 부패시키지 않고 오래 판매할 수 있을까라는 생각에서 만들어진 물질이다. 그렇기 때문에 목적을 위해서 인체에 해를 끼쳐도 되는 물질을 넣은 것이다.

소금으로 절여서 만든 발효식품이 장내 플로라를 망가트리는 것은 아니지만, 방부제가 장내 세균을 죽일 위험성은 충분히 있다.

과음이 장내 플로라에게 미치는 영향

과연 '술'은 질리지가 않는다.

술이 몸에 얼마나 나쁜지는 잘 알고 있지만 종종 과음을 할 때가 있다. 나는 그다지 술을 마시지 않지만, 내 주변에도 과음을 할 정도로 술을 즐기는 사람이 몇 명 있다.

"그렇게 매일 술을 마시면 장내 환경이 나빠져서 일찍 죽게 될 거야." 하고 충고해도 그들은 술을 끊지 않는다.

과음이 몸에, 특히 장내 플로라에게 얼마나 악영향을 미치는지 간단하게 분석해 보도록 하자.

과식도 그렇지만, 알코올 그러니까 술을 너무 많이 마시면 이튿 날 설사가 일어난다. 알코올이 대량으로 장에 들어가면 장에서 이루어지는 수분 흡수 작용이 방해받기 때문이다.

알코올은 위가 흡수해주기 때문에 마시고 마셔도 또 마실 수 있다. 아마 주스 1리터를 마시는 것은 힘들지만 맥주라면 가능할 것이다.

술을 많이 마시면 대변의 내용물에 수분이 늘어나서 설사가 일어나는 것이다. 또한 알코올 자체가 소장을 자극하는 작용을 한다.

이것도 설사가 일어나는 원인 중의 하나이다.

간이 알코올을 분해하느라 바빠서 소화 작용을 처리하지 못하는 이유도 있고, 맥주나 위스키를 마시면 차가운 수분을 대량으로 섭취하는 것과 똑같기 때문에 설사가 일어난다. 또한 설사가 일어나는 이유는 술과 함께 안주를 많이 섭취해서 소화가 잘되지 않기 때문이라는 의견도 있다.

뱃속은 매우 바쁘게 움직이고 있다. 그리고 뱃속에서 각자가 맡은 일을 처리하지 못하면 우리 몸에는 즉시 이상 증세가 나타난다. 그렇기 때문에 만성적으로 설사를 계속하는 사람 중에는 알코올이 그 영향을 주고 있는 경우가 많이 있다. 그 결과 알코올로 인해 소장 점막에 상처라도 생기면 엎친 데 덮친 격이 된다.

설사만 한다면 다행이지만, 알코올 의존성이 깊어지면 간과 이자 장애를 시작으로 당뇨병을 비롯한 다양한 질병이 발병할 위험도가 높아진다.

또한 매일 술을 마시던 사람이 술을 마시지 않았을 때도 변비 증상이 일어난다면 이미 장내 환경이 매우 나빠졌다는 신호일지도 모른다. 그러한 경우는 대장암 가능성을 우려해야 한다.

술을 마시면 유해균도 늘어날 대로 늘어난다.

술은 법칙을 만들고 마시는 것이 좋다. 자신의 장내 플로라를 소중히 생각하고, 건강해지고 싶다면 자신이 어느 정도 소화할 수 있는지 생각하고 술을 마셔야 한다.

그래서 물론 양이 중요하다. 맥주로 환산하면, 중간 크기 맥주

잔으로 3~4잔 정도가 좋다. 소주라면 200~300ml로 조절하면 장에 악영향은 미치지 않을 것이다.

그리고 식사와 마찬가지로 술도 천천히 마셔야 한다. 알코올이 위와 간에 머물면서 소화 작업이 일어나는 시간을 주어야만 그들은 엄숙하게 맡은 일을 처리한다. 서둘러서 일을 시키면 안 된다.

안주도 기름기가 많고 소화에 시간이 걸리는 것은 피해야 한다. 그리고 양도 조절해서 적당량을 먹어야 한다. 이것은 결국 장내 플로라를 혹사시키지 말라는 뜻이 된다.

장내 플로라는 우리의 '손아래'가 아니다. 우리의 '동지'라고 생각해야 한다.

찬 성질의 음식은 따뜻한 성질의 음식과 같이 먹어야 한다

배가 차가워지면 장도 단단해져서 변비와 요통의 원인이 될 뿐만 아니라 몸 전체의 균형도 깨져버린다.

동양의학에서는 체온을 올리는 따뜻한 성질의 음식, 체온을 내리는 찬 성질의 음식, 따뜻하지도 차지도 않은 성질을 가진 음식, 이렇게 음식을 3가지 성질로 나눈다. 그럼 주로 따뜻한 성질의 음식을 먹고 찬 성질의 음식은 피하는 것이 좋다고 생각할지도 모르지만, 꼭 그렇지만은 않다.

너무 차가운 성질의 음식을 먹는 것도 좋지 않지만, 따뜻한 성질의 음식만 계속 먹어서 체온이 올라가는 것도 결코 건강에 좋지가 않다. 또한 편식을 하지 않고 여러 가지 음식을 골고루 섭취하는 것이 영양적으로도 좋다. 영양이 치우치지 않고 '균형 잡힌 몸' 상태가 되었을 때 비로소 건강하다고 말할 수 있기 때문이다.

이것은 장에 있어서도 마찬가지이다. 따뜻한 성질의 음식, 찬 성질의 음식, 그 중간 성질의 음식이 골고루 갖춰진 식사를 해야 장내 플로라도 건강해진다.

그럼 어떤 음식이 따뜻한 성질을 가지고 있고 또 어떤 음식이 찬 성질을 가지고 있는지 예를 들어 설명하겠다. 다만 이것은 어디까지나 필자가 내린 판단으로, 다른 의견을 가지고 있는 사람도 있을 것이다. 그러나 이 책에서는 우선 내 설명을 들어주길 바란다.

우선 해산물부터 설명하겠다.

이를테면 참치는 배를 차갑게 만드는 음식이므로 생강이나 고추냉이처럼 따뜻한 성질의 음식과 같이 먹어서 균형을 맞춰야 한다.

다시 말하면, 몸(특히 배)은 찬 성질의 음식을 먹었으면 따뜻한 성질의 음식을 먹어서 그 조화를 맞춰주어야 한다는 뜻이다. 당연히 이 방법이 장 건강에 좋다.

해산물에 속하는 정어리, 붕장어, 연어, 가다랑어는 몸을 따뜻하게 해주고, 참치, 뱀장어, 게, 성게는 몸을 차갑게 해준다.

채소도 피망, 부추, 당근, 파, 생강은 몸을 따뜻하게 해주지만 오이, 토마토, 가지, 무는 몸을 차갑게 해준다.

그렇기 때문에 오이는 생강과 함께 먹는 것이 좋다.

몸을 따뜻하게 해주는 고기에는 닭고기, 소고기, 양고기, 사슴고기가 있다. 돼지고기, 말고기는 몸을 차게 만든다. 몸을 차갑게 해주는 돼지고기는 성질이 따뜻한 생강과 어울리기 때문에 돼지고기를 먹을 때에는 구운 생강과 함께 먹으면 좋을 것이다.

영양 좋고 맛도 좋은 돼지고기를 찬 음식이라고 무조건 피하는 것은 어리석은 일이다. 생강을 곁들이면 더욱더 맛있는데다가 음식의 온도 균형까지 맞출 수 있기 때문이다.

그럼 여기서 한 단계 더 깊이 들어가 보자.

초밥을 먹을 때에도 가능하면 '몸을 따뜻하게 해주는 초밥'과 '몸을 차갑게 해주는 초밥', '몸을 따뜻하지도 차갑지도 않게 해주는 초밥'을 번갈아가면서 먹는 것이 장 건강에 좋다.

분류하자면, 몸을 따뜻하게 해주는 재료에는 전갱이, 전어, 붕장어, 연어, 새우 등이 있다. 몸을 따뜻하지도 차갑지도 않게 해주는 재료는 넙치, 도미, 문어, 오징어, 가리비이고, 몸을 차갑게 만들어주는 재료에는 참치, 성게, 게, 뱀장어, 해삼이 있다.

게다가 초밥은 간식이 아니라 식사로 먹는 음식이기 때문에 온도에 더욱더 신경 써야 한다.

①농어(중) ②전갱이(온) ③참치살(냉) ④넙치(중) ⑤새우(온) ⑥성게(냉) ⑦다랑어김초밥(냉) ⑧참치 뱃살(냉) ⑨피조개(온) ⑩참치대뱃살(냉) ⑪붕장어(온)

이 가운데에 차가운 성질이 이어지는 ⑥에서 ⑧사이의 초밥은 생강을 곁들어 먹으면서 균형을 맞추어야 한다.

식후에 마시는 차에도 '온溫'과 '냉冷'은 있다.

두충차, 엽차, 홍차는 온에 속하고, 녹차와 보리차는 냉에 속한다.

그렇기 때문에 여름에 땀을 흘린 후에는 녹차와 보리차를 마시는 것이 좋고, 잠자기 전에는 배를 따뜻하게 해주는 두충차를 마시는 것이 좋다.

"돼지고기는 찬 성분이지만 볶거나 삶으면 '온'으로 바뀌고, 녹차도 끓여먹기 때문에 '온'으로 바뀐다. 그렇기 때문에 음식은 그 자체의 온도와는 상관없다."

이렇게 생각할지도 모르지만, 그런 의미가 아니다. 본래 자신이 가지고 있는 성분은 절대 변하지 않기 때문이다.

찬 성분의 대명사로 '곶감'이다. 내가 알고 있는 음식 중에 곶감만큼 배를 차갑게 만드는 음식도 없다. 곶감은 너무 많이 먹지 말고, 가능하면 몸을 따뜻하게 해주는 음식이나 차와 같이 먹도록 해야 한다.

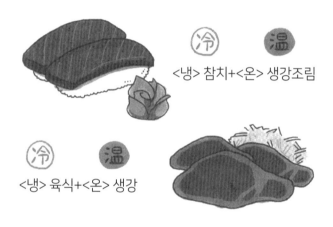

그림 17_ '차가운' 음식과 '따뜻한' 음식의 편성

| 4장 |

장내 플로라가 **건강**해지는 **방법**

– 생활 편

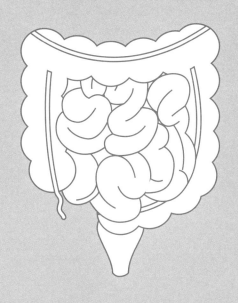

'치유'를 통해 스트레스를 해소하자

이전부터 스트레스를 받는 주체는 뇌라고 생각해져왔다.

스트레스에는 인간관계나 일상생활에서 받는 정신적인 원인 이외에도 소음이나 추위에서 발생하는 심리적 원인, 영양부족 등의 화학적 원인, 세균과 바이러스에 의해 발생하는 생물적 원인 등 다양한 원인이 있다. 그리고 사람들은 이 원인들에 반응하는 것은 뇌라고 생각한다. 스트레스를 느낀 뇌가 우리 몸에 지령을 내려서 심장 박동 수가 증가하고 혈압이 상승하며 식욕 저하가 일어난다고 말한다.

그러나 나는 그렇게 생각하지 않는다.

'정신'과 '마음'의 차이는 앞에서 설명했듯이, TV에 비유하면 뇌는 어디까지나 '수상기'이고, 장을 중심으로 한 내장은 TV 영상을 만드는 '방송국'과 같다.

스트레스를 받아서 생기는 '마음이 지친 상태'는 뇌가 아니라 장이 쇠약해져서 발생하는 현상이다.

일본 속담 중에는 "등과 배는 바꿀 수 없다."라는 말이 있다. 바로 눈앞에 있는 중요한 일을 위해서는 다른 일을 생각할 여유가 없다는 뜻이다. 그러나 이것이 의미하는 '배'는 사람의 '마음'이고 '등'은 뇌 즉 '척수'를 뜻한다.

척수로 이어지는 뇌 즉 '정신'은 장에 의해 움직이는 '마음'과 자주 모순된다. 이를테면 애주가들은 술이 건강에 좋지 않다는 사실을 잘 알고 있다. 그래서 뇌로는 '이제 술을 그만 마셔야지.' 하고 생각해도 '마음'에서 일어나는 욕망을 조절하지 못해서 과음을 하는 경우가 종종 있다. 이처럼 '머리로는 알고 있지만 행동을 멈출 수 없는' 이유는 그만큼 '마음'의 뿌리가 깊다는 증거이다.

일상에서 받는 스트레스에 대해서도 뇌와 장이 받아들이는 심각성은 전혀 다르다

직장에서 젊은 사원이 선배에게 꾸중을 들었을 경우를 가정해 보자. 그것을 뇌로 생각했을 때는 오직 '선배에게 혼났다.'는 현상만 느끼고 판단한다. '이성'이라는 표현에 가까울지도 모른다. 이렇게 되면 뇌는 어떤 변명을 해야 좋을지 생각하기 시작한다.

한편 장을 중심으로 한 '마음'에서는 '무의식의 감정'이 튀어나온다. 사람들 앞에서 꾸중을 들어서 부끄럽다, 진급이 느려질까 봐 두렵다, 회사를 그만두고 싶다는 생각이 들기 시작한다.

이럴 때 사람은 괴로운 나머지 배가 아프게 되고 심각한 경우에는 우울증이나 공황장애가 생기기까지 한다.

정신은 표면적인 '의식'의 세계이고, 마음은 보다 깊은 '무의식'의 세계라고 말할 수 있다. 그렇기 때문에 뇌보다도 장이 건강해야만 진정한 '스트레스 해소'가 이루어진다.

스트레스는 장의 기능에도 영향을 미친다.

배변을 조절하지 못하는 배변장애도 대부분은 강한 스트레스에 요인이 있다. 스트레스가 쌓이면 장을 통과한 후 밖으로 나오려는 대변에 자극이 잘 전달되지 않는다. 그래서 배변장애가 일어나는 것이다.

여기서 가장 중요한 것이 스트레스를 잘 해소할 수 있도록 휴식을 취하는 것 즉 '치유'이다. 사람의 몸과 마음은 치유받았을 때에 스트레스에서 해방되고, 장의 움직임도 좋아져서 세로토닌의 분비가 늘어난다. 그래서 몸과 마음은 충분히 휴식을 취할 수 있게 된다.

'치유'라는 말은 최근에 '치유 유행'을 타고 세상에 널리 퍼졌다. '치유 상품', '치유 여행'을 시작으로 '치유 산업'까지 다양한 분야에서 사용된 끝에 '치유'는 단순히 유행어가 아닌 하나의 상징으로 정착했다.

이것은 그것만으로도 현대인이 '치유'를 원한다는 증거가 될 것이다.

또한 치유하는 방법도 다양해졌다. 삼림욕부터 온천, 꽃꽂이, 맛집 탐방, 공연 관람 등 사람들마다 치유하는 방법은 천차만별이다.

나는 이러한 현상이 매우 좋다고 생각한다. 사람들이 저마다 자신에게 맞는 치유 방법을 찾았으니까 말이다. 만약에 나라에서 반강제적으로 "온천에 가는 것이 치유에 좋으니까 모두 온천으로 떠나라.”고 하면 막상 온천을 가도 조금도 치유가 되지 않을 것이다.

그럼 ‘치유’의 대표적인 방법인 아로마테라피에 대해서 다루어보자.

아로마테라피는 식물의 방향성분과 약효성분을 추출해서 만든 방향유를 이용해 몸과 마음의 균형을 회복시키는 치료법이다. 방향유를 몸에 직접 바르거나 그것으로 만든 향초를 태워서 향기를 맡으면 몸의 긴장이 풀리고 휴식을 취할 수 있다. 방향유 중에는 마저럼[5]처럼 장을 활성화시키는 것도 있다. 아로마테라피는 자신이 좋아하는 방향유를 고를 수 있다는 점이 장점이다.

목욕할 때에 욕조에 방향유를 넣어서 피부 전체에 그것을 흡수시키는 방법과 아로마 향초를 태워서 방 전체에 향기를 퍼트리는 방법 그리고 꽃에다 아로마 향을 입힌 후 걸어두는 방법 등 아로마테라피를 즐기는 방법은 다양하다.

질병에 걸렸을 때에 아로마테라피를 하면 오히려 증상이 악화될 위험도 있으니까 전문가의 조언을 들으면서 어느 정도 주의할 필요도 있다.

잔잔한 음악이나 시냇물이 흐르는 소리 등은 마음은 물론이고 장도 치유해준다. 이러한 소리는 심장 박동 수를 내려줘서 안정을 취할 수 있도록 도와주는데다가 추억이 담긴 음악이라면 옛날 기억이 떠올라서 세로토닌의 분비도 왕성해진다.

음악은 어디까지나 여유로운 마음으로 듣는 것이 중요하다. 시

---

5 꿀풀과의 여러해살이풀.

끄러운 음악이나 나쁜 기억을 떠올리는 음악을 들으면 오히려 스
트레스가 더 많이 쌓일 것이다.

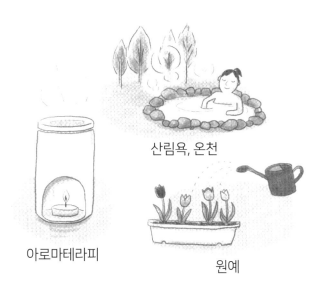

산림욕, 온천

아로마테라피

원예

그림 18_ 스트레스를 해소하고, 장내 플로라도 건강해지는 '치유'

긍정적인 사고는 스트레스를 줄이고 장을 건강하게 만들까

앞에서 보았듯이 '치유'는 스트레스를 해소하는 방법이다. 스트레스는 해소도 중요하지만, 애초에 스트레스를 받지 않는 것이 더욱더 중요하다. 그리고 스트레스를 받지 않는 최고의 방법은 '긍정적인 사고'를 유지하는 것이라고 자주 말한다.

긍정적으로 생각하면 몸과 마음이 균형 잡힌 건강한 상태를 유지할 수 있고, 나아가 장내 환경도 안정될 수 있으니 가능하면 모두 '긍정적인 사고'로 생활하는 것이 좋다고 말한다.

만약 100점 만점인 시험에서 50점을 맞았다면 기분이 어떨까? "50점밖에 못 맞았다."고 비관하는 '부정적인 사고'로 말하면 그것이 '마음'에까지 전해져서 장의 움직임도 둔해진다. 반대로 "50점이나 맞았네." 하고 '긍정적인 사고'로 말하면 장에도 이로운 영향을 준다고 한다.

오늘 하루도 감사하다고 생각하고, 누군가와 만났을 때에도 상대방의 단점이 아닌 장점을 찾으려고 노력하고, 하루하루를 즐기면서 살아야 한다고 사람들은 이야기한다.

이 말을 부정할 수는 없지만, 그래도 "긍정적인 사고로 살지 않으면 안 된다."는 주장에는 매우 큰 함정이 숨어 있다.

앞에서도 말했듯이 사람의 체질은 누구나 다 다르다. 아무리 폭음, 폭식을 해도 장이 건강한 사람이 있고, 어떠한 역경에 처해도 쓰러지지 않고 긍정적인 사고를 지닌 채 살아가는 사람도 있다. 아마 그러한 사람들은 대부분 장도 건강할 것이다.

그러나 그 사람이 가지고 있는 긍정적인 사고는 자연스럽게 생기는 것이지 "긍정적으로 살아야만 한다."는 마음에서 나오는 것이 아니다.

요즘에는 "부정적인 사고를 가지고 있으면 패배자가 된다. 긍정적으로 사고하면서 승리자가 되라."며 반강제적으로 이야기하는 경향이 강하다.

이상하다고 생각하지 않은가. 천성적으로 부정적인 사고가 강한 사람에게 긍정적으로 생각하라고 강요하면 오히려 스트레스가 더 많이 쌓이지 않을까?

거식증에 걸린 환자들의 배는 매우 단단하다. 이것도 '꼭 살을 빼야만 한다.'는 생각이 만들어낸 폐해일 것이다.

거식증의 원인은 단순히 '마르고 싶은 욕망'이 병적으로 강해진 데에 있는 것만은 아니다. 인간관계의 문제나 외모 때문에 느껴야 했던 좌절감과 절망감 등 거식증의 원인은 여러 가지가 있다.

다만 '뚱뚱하면 안 된다.'는 세상의 가치관에 조금이라도 가까워지려는 강한 소망이 그 요소 중의 하나로 작용한 것만은 확실하다. 그것이 스트레스로 쌓인 결과 거식증이 발병한 것이다.

인간의 기본적인 욕구인 '식욕'을 거스르는 시점에서 장에도 이상 증상이 일어난다. 그런 사람들의 배를 만져보면 차갑고 단단해서 피가 흐르기는 하는 건지 걱정이 되고는 한다.

"이렇게 해야만 한다."는 강제성을 띤 세상의 가치관은 장내 환경에 이로운 영향을 주지 못한다.

자신은 좀처럼 긍정적인 사고를 가질 수 없어도 "어쩔 수 없지. 나는 나니까." 하고 자연스럽게 자신을 받아들이는 것이 중요하다.

그리고 무리하지 않고 긍정적인 사고를 가질 수 있다면 그것 또한 받아들이면 그만이다.

무조건 다른 사람의 가치관에 자신을 맞출 필요는 없다.

노래를 부르면 장내 플로라가 활성화된다

스트레스를 해소하는 방법 중의 하나로 노래 부르기가 있다.

노래방에서 노래를 부르며 그날 하루의 근심걱정을 날려버리는 사람들은 젊은층에도 중장년층에도 많이 있다.

여러 가지 치유 방법 중에서도 노래 부르기는 특히 장내 플로라를 활성화시키는 데에 매우 효과적이다.

배에서 소래를 내는 복식호흡으로 노래를 부르면 배의 근육이 움직이면서 가로막(횡격막) 또한 같이 움직이게 된다. 가로막은 장 위에 위치해 있다. 그렇기 때문에 가로막을 움직이는 것 자체가 장 건강으로 이어진다. 노래방에서 노래를 너무 많이 불러 배가 아프다는 것은 어떤 의미에서는 복식호흡을 제대로 했다는 증거가 되기도 한다.

복식호흡으로 노래를 부르는 행동은 마라톤과 같은 유산소 운동이 되고, 혈액이 활성화되어서 장의 혈행도 좋아진다. 따라서 장내 세균의 움직임도 좋아지고, 노화에 따른 동맥경화도 예방할 수 있다.

이처럼 노래 부르기는 가벼운 운동이 된다.

노래방에서 노래를 부를 때에 긴장과 이완이 동시에 일어나는 점도 장 건강에 도움을 준다. 노래방에 혼자 가는 경우를 제외하고는, 노래방에 가면 대부분 사람들 앞에서 노래를 불러야 하기 때문에 나름대로 긴장감이 생긴다. 그러나 큰 목소리를 내면 한편으로는 긴장감이 발산되어서 안정을 취할 수 있다. 이처럼 긴장과 이완이 같이 일어나면 장 건강에도 이로운 영향을 준다. 다만 중요한 것은 긴장이 먼저 일어나야 하고 이완은 그 후에 일어나야 한다는 점이다. 그 이유는 긴장이 풀어져야 스트레스가 더욱더 확실하게 해소되기 때문이다.

대부분의 사람들이 기본적으로 매일매일 반복되는 '일상' 속에서 스트레스를 받는다. 회사나 학교에서의 인간관계, 가정 문제, 쌓인 업무, 출퇴근 전쟁 등 스트레스의 원인은 일상에 많이 존재한다. 그리고 '일상'에서 받은 스트레스를 해소하는 방법은 '일탈'과 마주하는 것이다.

여행을 떠나는 것도 좋은 방법이고, 행사나 축제에 참가하는 것도 '일상'에서 벗어나 '일탈'을 즐기는 하나의 치유 방법이다. 축구 골대 뒤에서 자신이 좋아하는 팀을 응원하는 행도도 '일탈'을 경험하는 방법으로 스트레스 해소에 많은 도움이 된다.

그러나 여행을 갈 시간과 돈이 없고, 축구도 그다지 좋아하지 않는 사람이라면 노래방이야말로 가장 가볍게 즐길 수 있는 '일탈'이 된다.

또한 노래방을 갔다 오면 적당히 피곤하기 때문에 불면증 해소에도 도움이 된다.

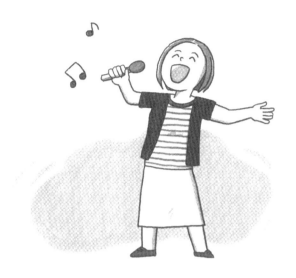

그림 19_ 노래방에서 '일탈'의 치유를

 그렇지만 노래방에도 함정은 많이 있다.

 이를테면 복식호흡이 아닌 목으로만 소리를 지르면 나중에는 목에 상처가 나게 된다. 그러한 방법으로 노래를 부르면 가로막도 자극받지 않기 때문에 건강에 아무런 도움이 되지 못한다. 목에 돌기가 생기면 오히려 그것이 스트레스의 원인이 될지도 모른다.

 또한 노래방의 가장 큰 함정은 '과음'이다. 노래방이 있는 장소는 거의 술이 빠지지 않는다. 노래를 부르면 목이 마르게 되는데, 그것을 물이나 차가 아닌 알코올로 보충하다 보면 결국 과음이 되어 버리는 경우가 적지 않다.

 또한 담배의 폐해도 있다. 우리가 직접 담배를 피우지 않아도 주변에서 누군가가 담배를 피우면 그 연기를 마실 수밖에 없다. 최근 몇 년 사이에는 담배를 피울 수 없게 된 곳이 많이 늘어났지만 말이다.

그리고 무엇보다도 스트레스의 원인이 되는 인간관계를 노래방에 가지고 가는 경우가 있다.

이를테면 회사 직원들과 함께 노래방에 가더라도 마음이 잘 맞는 동료와 즐겁게 노래를 부르면 치유가 될 것이다. 그러나 평소에 자신이 싫어하는 선배와 노래방에 같이 있다면 어떨 것 같은가?

치유는커녕 스트레스를 더 많이 받을 것이다. 중요한 거래처 사람과 같이 가는 노래방도 '접대'이지 '치유'가 될 수 없다.

이렇듯 목적을 확실하게 나눠서 생각해야 한다. 단순히 노래방이 모두 스트레스 해소로 이어지지는 않는다.

게다가 자신은 음치여서 노래 부르는 것을 매우 싫어한다면, 노래방이 오히려 스트레스가 될 것이다.

운동부족을 걱정하지 않아도 된다

세상은 어딘지 '운동부족' 공포증에 걸린 것 같다.

건강 서적에는 생활습관병의 원인으로 '폭식, 폭음'과 함께 '운동부족'도 반드시 등장한다. 허리통증과 무릎통증 그리고 변비는 '운동부족'에 원인이 있다고 외치고 있다. 변비의 원인이 장에 있다고 말하는 사람은 거의 없다.

'운동부족'을 강조하는 이유는 잘 알고 있다.

일상에서 몸을 많이 움직이지 않으면 배에 있는 근육이 제일 먼저 쇠약해진다. 주로 책상에 앉아서 업무를 보는 사람들이나 앉는 자세가 바르지 못한 사람들은 골반이 비틀어져서 허리에 통증이 생긴다.

골반이 비틀어지면 장을 지탱하고 있는 뼈가 뒤틀려서 내장 전체가 내려앉게 된다. 게다가 새우등처럼 몸이 앞으로 구부정한 자세가 되면 척추가 굽어져서 장에 심각한 부담을 준다.

그 결과 장과 장내 플로라의 움직임도 둔해져서 변비와 설사에 걸리기 쉬운 등 일상생활에 불편을 느끼게 된다. 배의 근육이 약해지면 장의 연동운동도 둔해지기 때문에 대변이 잘 나오지 않게 된다.

　장의 혈류가 나빠지면 냉증이 발병되기도 한다.

　'은둔형 외톨이'는 밖에 나가서 운동을 하지 않고 집 안에만 틀어박혀 있기 때문에 몸과 마음은 더욱더 피폐해진다.

　이는 몸을 움직이지 않아서 장의 움직임이 약해지고, 장내 플로라의 환경도 점점 악화되기 때문이다. 운동부족으로 냉증이 생기면 장으로 이어지는 혈관도 점점 차가워져서 장 속에는 유해균이 늘어나게 된다.

　현대 사람들은 건강에 많은 관심을 갖고 있으며, 언론이나 책을 통해 건강에 대한 정보를 많이 접하고 있다. 그래서 요즘은 조깅을 비롯해 헬스클럽을 찾는 사람들이 많이 있다.

　그들은 '나도 어떤 운동이라도 해야 되지 않을까.' 하고 생각한 것일지도 모른다.

　그러나 그것 또한 함정이다. 사람에게 있어서 무엇을 "하지 않으면 안 된다."는 압력은 스트레스의 주범이 된다.

　이러한 예는 많이 있다. "돈을 많이 벌어야만 한다.", "결혼을 해야만 한다.", "살 빼서 예뻐져야만 한다." 등등. 이러한 압력 때문에 몸과 마음은 금세 지쳐버리게 된다.

　"운동을 하지 않으면 안 된다."도 현대에 있어서 가장 큰 압력의 요인이다.

　확실히 '운동부족'이 건강에 좋을 리는 없다. 하지만 그렇다고는 해도 운동을 싫어하는데도 억지로 운동을 할 필요는 없다.

다만 건강한데도 몸을 움직이지 않고 가만히 있으면 오히려 따분해지고 스트레스도 그만큼 쌓이게 된다. 무료함을 참을 수 없다면 우선 '집안일'을 해보면 어떨까?

청소와 빨래를 하면서 가볍게 몸을 움직이는 것만으로 운동부족이 어느 정도는 해소된다. 청소기를 돌리고, 물건을 정리하거나, 가구 틈새에 쌓인 먼지를 닦으면서 몸을 움직이는 것이다.

요리까지 할 수 있으면 더욱더 좋을 것이다. 메뉴를 생각하고, 우선 무슨 음식이 먹고 싶은지를 떠올린 후, 요즘 변비나 설사 기미가 있지는 않았는지, 자신의 장에 맞춘 음식을 생각하는 일은 매우 값어치가 있다.

게다가 걷거나 자전거를 이용해서 집 근처에 있는 식료품가게를 찾아가 어느 식재료에 얼마큼의 식품첨가물이 들어갔는지 직접 확인해 보는 것도 좋을 것이다. 요리도 그저 냉동식품을 전자레인지에 데우는 것이 아니라 냄비나 프라이팬을 사용해 보도록 하자. 그런 식기들을 꺼내고 넣는 것만으로도 운동이 된다.

그것조차 귀찮으면 그냥 걷기만 해도 된다.

걸으면 허리가 움직이고 장도 같이 움직이기 때문에 장의 연동운동이 활발해진다.

대변을 밖으로 잘 내보내기 위해서는 배 근육과 등 근육의 힘이 필요하다. 중장년층에게 가장 좋은 장 운동은 걸으면서 근력을 키워가는 것이다.

걷는 것도 귀찮다면 정말 조금도 움직이지 않고 가만히 있을 수밖에 없다.

사람에게는 다양한 생활방식이 있다. 그렇기 때문에 100퍼센트 정답은 없다. 어쩌면 당신은 '운동을 하면 오히려 건강이 망가지는' 특수한 체질의 사람일지도 모른다.

'웃음'이 꼭 장내 플로라에게 좋은 것만은 아니다

'운동부족'이 장 건강을 해친다는 말은 어느 정도 이해할 수 있다. 온 세상이 '운동부족 공포증'에 걸린 마음을 모르는 것도 아니다.

그러나 '웃음'이 건강에 좋으니까 억지로라도 웃어야만 한다며 약간은 협박적인 모습으로 '웃음'을 강요하는 것은 아무래도 이해할 수가 없다.

웃음이 건강에 좋다고 주장하는 이유는 잘 알고 있다. 웃음에는 당뇨병 환자들의 혈당치를 내려주는 효과가 있고, 면역기능에 이로운 영향을 주며, 바이러스 감염도 방지해주고, 암세포를 물리치는 NK세포를 활성화시키는 등 그 효과는 실험 자료를 통해 많이 밝혀졌다.

또한 스트레스를 줄이고, 혈압을 내리며, 심장병의 발병 위험을 낮추는 효과가 있다고 말한 연구자도 있다.

웃음은 장에도 효능이 있다는 실험 결과도 있다. "배꼽이 빠지도록 웃었다."라는 말에서 배꼽은 '배의 근육'을 뜻한다. 웃으면 배의 근육과 가로막이 왕성하게 운동을 하기 때문에 장의 움직임과 연동운동을 자극하게 된다. 그렇게 되면 배별활동도 보다 쉬워져서 변비와 악화된 장 건강이 개선되고, 장내 플로라도 건강해진다.

또한 웃으면 배와 얼굴에 있는 근육이 움직이게 된다. 이렇게 근육이 움직이게 되면 우리 몸에 이로울 정도의 적당한 피로감이 쌓이고, 정신적으로도 안정을 취할 수 있어서 불면증 해소에도 효과가 있다.

이처럼 웃음에는 장점이 매우 많이 있다. 여기까지만 읽으면 대부분의 사람들은 억지로라도 웃어야만 한다고 생각할지도 모른다.

어째서 우리나라 사람들은 무언가가 '좋다.'고 하거나 '나쁘다.'고 하면 다른 쪽은 생각도 하지 않고 오직 그것만 바라보는 걸까. 사실 이 책의 주제인 '장내 플로라'에 대해서도 그러하다. 나는 십수 년 동안 장과 장내 플로라의 중요함에 대해서 설명해 왔지만, 처음에는 어느 누구도 내 말을 상대해 주지 않았었다. 하지만 최근에 갑자기 "당신 말에 찬성합니다." 하고 말하는 사람들이 늘어났다. 웃음도 풍조가 바뀌면 아무도 상대해 주지 않는 시대가 올지도 모른다.

'웃음'에 대해서 다시 이야기해보자.

확실히 억지로가 아닌 자연스럽게 나오는 웃음은 몸 건강이나 장 건강에도 이롭다. 그러나 웃고 싶어도 웃을 수 없는 상황에 처한 사람에게 억지로 웃음을 강요하면 어떻게 될까?

적어도 나는 TV의 코미디 방송을 보면서 웃지 않는다. '진심에서 우러나오는 웃음'은 장 건강에 좋지만, 그렇게 진심으로 웃을 정도로 재미있는 코미디 방송을 본 적은 최근 기억에 없다.

나쁜 일이 겹쳐서 웃을 기분이 아닌 사람도 있을 것이고, 웃으면서 대화할 상대가 없는 사람도 있을 것이다.

그런 사람들을 나무랄 수는 없다. 웃고 싶으면 지극히 자연스럽게 웃으면 되는 거고, 웃을 일이 없을 때에는 무리해서 웃지 않아도 된다.

만약에 '웃음'이 스트레스 해소에 좋다면 반대로 '울음'은 어떨까.

노래방을 설명하는 부분에서도 이야기했지만, 스트레스는 '일상'에서 '일탈'로 벗어났을 때에 해소가 된다.

'웃음'과 '울음'은 둘 다 감정을 노골적으로 드러내는 행위이기 때문에 조금은 '일탈'에 해당된다. 웃음 이상으로 울음도 스트레스 해소에 좋다. "남자는 울면 안 된다."라는 말 때문인지 남자들은 사람들 앞에서 눈물을 흘리는 행위가 금기처럼 되어 버렸다.

몸과 마음을 해방시키고 장을 건강하게 만들기 위해서도 남자든 여자든 상관없이 눈물을 흘려야만 한다. 웃음뿐만 아니라 눈물도 스트레스 해소에 좋은 작용을 한다고 나는 생각한다.

'규칙적인 생활'은 장내 플로라 개선에 필수항목일까

'웃음'이 모든 사람들에게 좋은 것은 아니다, '운동부족'이라도 괜찮다고, 나는 앞에서 세상의 상식과는 조금 다르게 얘기했었다.

또한 장 건강을 위해서는 '규칙적인 생활'을 하라고 말한다. 그럼 이 말에 대해서는 어떻게 생각해야 할까.

많은 의사들은 장을 건강하게 만들고 싶으면 규칙적으로 생활하라고 조언한다. 이 주장에 구태여 반론하고 싶지는 않지만, 유감스럽게도 규칙적인 생활이 장 건강에 무조건 좋은 것만은 아니다.

물론 규칙적으로 생활하는 사람은 불규칙적으로 생활하는 사람보다 장이 건강하다.

학교 다닐 때를 떠올려 보자.

학교는 수업시간도 정해져 있고, 점심시간도 정해져 있어서 딱히 의식하지 않아도 규칙적으로 생활해야만 했었다.

그러나 장의 상태는 어땠을까? 장 상태를 알 수 있는 열쇠는 배변 리듬이 쥐고 있다. 과연 우리는 학창시절에 화장실에 가는 시간과 대변의 양이 일정했을까?

장내 환경을 지키고 장내 플로라에서 유해균을 증식시키지 않는 가장 좋은 방법은 정해진 시간에 일정량의 대변을 보는 것이다. 자신이 몇 시부터 몇 시까지 일을 하고 또 몇 시에 휴식을 취할 수 있는지를 알면 장은 안심을 한다.

어른이 되어서 직장에 들어가면 불규칙한 생활이 시작된다. 식사를 거르게 되고, 잠을 잘 못 자며, 스트레스를 느끼기 쉬워진다. 또한 가끔은 술도 마신다. 그럼 장의 움직임에도 이상이 생겨서 변비와 설사가 일어나기 쉬워진다. 즉 불규칙한 생활이란 자신의 장에 이변을 불러일으키는 행위이다. 이 이변 상황을 깨트리기 위해서는 기본적으로 규칙적인 생활을 보내는 것밖에는 없다.

하루하루가 매우 바빠서, 또는 일 때문에 규칙적인 생활을 할 수 없는 사람도 있을 것이다. 그러한 사람들은 우선은 잠자는 시간과 일어나는 시간 그리고 밥 먹는 시간을 자기 나름대로 정하는 것부터 시작하면 좋을 것이다. 그리고 그 규칙을 지키려고 노력해 보자.

그렇게 하면 하루가 조금씩 규칙적으로 바뀔 것이다.

자신의 의사로 정하기 가장 쉬운 것이 아침에 일어나는 시간 즉 기상시간이다. 밥 먹는 시간이나 잠자는 시간은 사회생활을 하다 보면 쉽게 맞출 수 없는 경우가 많이 있다. 그러나 출근 시간이 정해져 있어도 의지만 있으면 아침에 조금 일찍 일어날 수가 있다.

나는 아침에 일어나는 시간을 4시 30분으로 정해 놓았다. 밤 10시, 11시까지 일하는 사람들은 아침 4시 30분에 일어나는 것이 무리겠지만, 6시 정도라면 가능할지도 모른다.

그러나 규칙적인 기상시간이 물리적인 부담으로 다가오는 사람도 있다.

직업상 오전근무와 오후근무를 교대로 해야 한다면 아침에 일어나는 시간을 맞추기가 어렵다.

현대 사회는 병원과 편의점 등 24시간 교대로 일을 해야 하는 곳은 드물지 않게 많이 있다. 그리고 그런 곳에서 일하는 사람들은 좀처럼 규칙적인 생활을 보낼 수가 없다.

그럼 도대체 어떻게 해야 좋을까? 정답은 할 수 있는 범위 안에서 최선을 다하는 것이다.

이를테면 일어나는 시간과 자는 시간을 정해둘 수 없다면 최소한 수면시간 만큼은 정해두는 방법이다. 불면과 수면부족은 장을 쇠약하게 만든다. 어쨌든 자신의 피로가 풀릴 만큼의 수면시간을 정해두는 것이다. 이것은 사람에 따라서 6시간이 될 수 있고 8시간이 될 수도 있다. 다른 사람의 수면시간에 상관없이 자신이 몇 시간을 자야 피로가 풀리는지를 생각하고 나름의 수면시간을 정해두자.

식사 시간도 들쑥날쑥할 수밖에 없다면 가능한 균형 잡힌 식단으로 식사를 하도록 하자. 그리고 잠자기 전에는 가능한 밥을 먹지 않도록 주의해야 한다. 뒤늦게 밥을 많이 먹으면 소화시키는 데에 힘에 부쳐서 위도 장도 지치게 되고, 아침에 일어났을 때에는 속이 거북할 수가 있다.

그렇기 때문에 가능하면 잠자기 전에는 음식을 먹지 않는 것이 좋다.

아무래도 배가 고파서 참을 수 없다면 지방과 탄수화물은 피하고, 소화되기 쉬운 채소스프나 죽을 먹는 것이 좋다.

그래도 아침에 속이 더부룩하다면 당분간은 전체 식사량을 반으로 줄이는 것이 좋다.

위에 부담을 주지 않을 정도로 식사하고 충분한 수면을 취하면 장내 환경은 그다지 나빠지지 않는다.

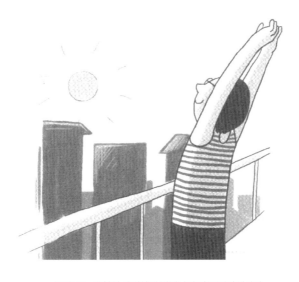

그림 20_ 아침에 상쾌하게 일어나면 장도 건강해진다

장내 플로라가 건강해지는 입욕법이란

입욕은 기본적으로 장의 움직임을 활성화시킨다.

입욕은 배를 따뜻하게 해주어서 혈행이 좋아지고, 장의 혈류도 왕성해져서 장의 연동운동도 활발해진다. 게다가 변비가 완화되기도 한다.

배의 온도가 올라가면 장내 플로라도 건강해진다. 배의 온도가 낮으면 아무리 발효식품을 먹어도 몸속에 잘 흡수되지 않는다.

입욕은 스트레스 해소와 피로 회복을 위해서도 매우 효과적이다.

욕조에 들어가면 수압으로 인해 몸과 배에 적당한 압력이 가해진다. 그 압력으로 인해 혈액과 림프의 흐름이 좋아지고, 몸에 쌓인 피로를 부담 없이 털어버릴 수가 있다.

욕조 안에 들어가면 몸이 떠오르는 부력 또한 건강에 좋다. 하루 종일 몸을 지탱하고 있던 그 무게에서 해방되는 것만으로도 안정 효과가 있기 때문이다.

목욕물이 따뜻하면 교감신경이 자극되어서 몸에 기운이 생기고, 목욕물이 미지근하면 부교감신경이 작용해서 몸이 편안하게 쉴 수 있도록 도와준다. 몸의 상태에 따라서 물의 온도를 조절해

다양한 목적으로 활용할 수 있다는 점도 입욕의 장점이다.

입욕할 때에 아로마를 곁들이면 '치유'의 효과는 더욱더 높아진다.

그러나 장 건강을 목적으로 입욕을 하는 거라면, 뜨거운 물에 짧게 들어가는 입욕 방법은 장 건강에 그다지 의미가 없다. 뜨거운 물에 잠깐 들어갔다가 나오는 입욕은 이제부터 활동 개시라는 시작 버튼을 누르는 것밖에 되지 않는다. 배가 따뜻해질 틈이 없는 것은 물론이고, 욕조 안과 밖의 온도차이가 커서 감기에 걸릴 확률이 높아진다.

장 건강을 위해서는 어느 정도 오랫동안 물에 몸을 담가서 체온을 올리는 편이 좋다. 그리고 목욕 시간이 길어야 하기 때문에 물의 온도는 너무 뜨겁지 않은 40℃ 정도가 적당하다.

변비가 있는 사람이라면 욕조 안에서 배를 마사지하는 것도 변비 치료에 좋은 방법이 된다. 그러나 이 방법은 어디까지나 변비 완화를 위한 것으로, 설사를 하는 사람이라면 장의 움직임이 너무 활발해지기 때문에 이 방법을 사용하면 설사 증상이 더욱더 심해질 것이다.

반신욕도 해볼 만한 가치가 있는 입욕법이다.

반신욕은 배꼽 조금 위에까지 차오르도록 물을 받고 20~30분 정도 욕조에 들어가는 입욕 방법이다. 몸에서 조금씩 열이 나기 시작하면 배부터 시작해 몸 전체가 건강해지는 느낌을 얻을 수 있다.

그러나 주의해야 할 것은 반신욕을 하는 동안에는 물이 일정 온도를 유지해야 한다는 점이다. 물이 미지근하게 식어서 몸까지 차가워지면 반신욕을 하는 의미가 없어진다.

반신욕은 혈행을 좋게 하고 대사를 촉진시켜서 몸 전체를 따뜻하게 만들어준다. 체온도 일정하게 유지해주기 때문에 불면에도 효과가 있다.

손과 발을 욕조에 담그는 수욕과 족욕도 건강에 이로운 입욕 방법이다. 수욕과 족욕은 혈행을 촉진시킨다. 손과 가장 가까이에 있는 장기는 심장이다. 수욕으로 따뜻해진 혈액은 심장에 가장 먼저 전해진 후에 온몸으로 퍼져가기 때문에 체온을 그만큼 효과적으로 높여준다.

수욕과 족욕은 모두 시간을 들여서 손발을 물에 충분히 담그고 있는 것이 중요하다. 따뜻한 물에 고작 3~4분 손과 발을 담근다고 해서 체온이 올라가지 않는다.

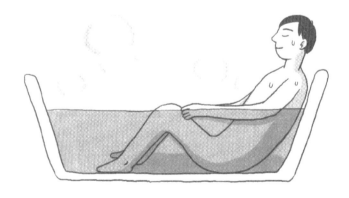

그림 21_ 반신욕은 가능한 천천히 해야 한다

또한 주의해야 할 점은 식후 30분 정도는 입욕을 피해야 한다는 사실이다.

욕조에 들어가면 혈관이 팽창되어서 혈류가 좋아진다. 그리고 밥을 먹으면 음식물을 소화시키기 위해서 위와 장을 비롯한 소화 기관으로 피가 많이 흐르게 된다. 그래서 식후에 입욕을 하면 본래 소화 작용에 사용되어야 할 혈액이 다른 곳으로 흐르기 때문에 소화기능의 움직임이 둔해져버린다.

또한 술을 마신 후에는 가능하면 입욕을 피해야만 한다. 술을 마시고 입욕을 하면 혈액이 몸의 표면에 모여서 혈액순환이 깨져버린다. 그 결과 혈압이 떨어지고 심장 박동 수가 증가해서 빈혈과 부정맥이 일어날 위험이 커지고, 술에 취해 미끄러지거나 넘어질 위험도 있기 때문이다.

일광욕이 장내 플로라에게 주는 효과는

'일광욕'은 앞에서 소개한 '웃음'과는 반대로, 최근에는 하나의 건강법으로써 평판이 내려가고 있는 추세이다.

이전에는 특히 어린이들은 집에만 있으면 질병에 걸리기가 쉽고, 밖에 나가 일광욕을 하면서 뛰어놀아야 건강해진다고 말해 왔었다.

그러나 지금은 그 풍조가 바뀌었다.

햇볕에 포함된 자외선은 피부암과 백내장의 원인이 되며 아토피와 같은 피부염증을 악화시킨다고 말한다.

에어컨 사용량이 늘면서 발생되는 프레온 가스가 오존층을 파괴하고, 그로 인해 사람의 몸에 악영향을 주는 자외선 양이 늘어났다는 등 자외선에 대한 다양한 의견이 쏟아지고 있다.

특히 여성들은 기미와 주근깨의 원인이 자외선에 있다면서 다양한 방법으로 자외선을 '차단'하려고 한다. 앞에서도 이야기했듯이 피부암의 주범은 자외선이라는 주장도 강하다. 그러나 이러한 주장에는 명확한 인과관계가 밝혀진 것도 아니다.

이전과 비교해서 최근에는 햇볕 아래에서 뛰어노는 어린아이들이 매우 많이 줄어들었다. 내가 어렸을 시절만 해도, 한참 전이기는 하지만, 자외선에 대한 이야기는 일절 없었고, 옆 동네 아이들과 모두 모여 산과 들로 함께 뛰어다녔었다.

그러나 지금은 시골에서도 그런 모습은 좀처럼 보기 힘들어졌다.

그럼 자외선이 그렇게 무섭다면 일광욕을 하지 말아야 할까?

아니다. 일광욕은 우리에게 꼭 필요하다. 일광욕이 장에 주는 효과는 그저 배를 따뜻하게 해주는 것에만 있지는 않다.

햇볕을 쬐면서 자외선을 적당히 받으면 우리 몸에는 '선샤인 비타민'으로 통하는 비타민D가 생성된다.

비타민D는 우리 몸에 매우 유용하다.

비타민D는 뼈를 튼튼하게 만들어주는 칼슘의 흡수를 도와준다. 그렇기 때문에 칼슘을 아무리 많이 먹어도 비타민D가 부족하면 장은 그 칼슘을 충분히 흡수하지 못한다. 그리고 칼슘이 부족하면 치아가 약해지거나 골다공증 증상이 나타나기 쉽다.

칼슘은 위의 근육을 강화시키는 역할을 하고, 비타민D는 장에서 만들어지는 세로토닌과 도파민의 방출을 재촉하는 역할을 한다.

즉 일광욕은 장의 움직임을 활성화시키는 것과 동시에 '마음의 병'을 개선하는 효과도 있는 것이다.

이처럼 비타민D는 장의 움직임을 건강하게 만든다. 그뿐만 아니라 장내 플로라도 비타민D를 흡수하기 위해 활발하게 움직인다. 연구 결과에 따르면, 장 속에서 늘어난 유산균이 활발하게 활

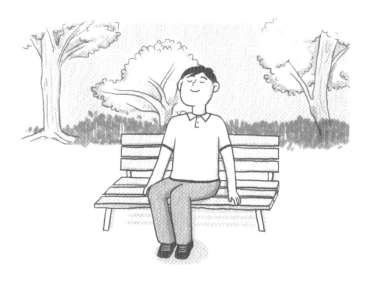

그림 22_ '선샤인 비타민'을 생성하는 일광욕

동하면 활동할수록 비타민D의 흡수량이 늘어나고, 비타민D의 흡수량이 줄어들면 장내 환경이 악화되어서 유해균이 늘어난다고 한다.

비타민D와 장은 서로 도움을 주고받는 관계라고도 말할 수 있다.

그러나 이것도 체질에 따라 다르다. 특별히 자외선의 폐해가 나오는 사람도 실제로 존재하고, 그러한 사람들은 때에 따라 생명에 치명적인 해를 입을 수도 있다. 그렇기 때문에 일광욕도 결코 모든 사람들에게 좋은 '특효약'이 될 수는 없다.

장내 플로라를 건강하게 만드는 셀프 마사지

동양의학에서는 몸의 에너지가 집중되는 곳을 '혈'이라고 부른다.

침과 뜸, 지압 등은 혈을 자극해서 에너지의 흐름을 원활하게 해주고, 몸의 균형을 잡아줘서 건강을 개선해 준다.

이렇듯 직접 혈을 누르는 '셀프 마사지'도 장을 부드럽게 자극해서 배변활동을 원활하게 만드는 데에 효과적인 방법이라고 말할 수 있다.

장내 플로라를 건강하게 만드는 간단한 셀프 마사지 방법을 소개하겠다.

이 마사지는 아침에 일어났을 때나 밤에 잠들기 전에 하면 매우 효과가 좋다. 어쨌든 마사지는 몸이 편안하고 긴장감이 없는 상태에서 해야 한다. 또한 마사지를 할 때에는 '누른다.'기보다는 '가볍게 문지른다.'는 정도의 힘을 가하면 충분하다.

가능하면 허리띠를 풀고 잠옷이나 트레이닝복처럼 편안한 옷으로 갈아입은 후에 마사지를 하도록 하자.

마사지는 한 번 할 때에 2~3분 정도면 충분하다.

우선 침대나 이불 위에 편안하게 누워보자.

그리고 양손을 배꼽 아래 즉 단전에 가볍게 대고 배를 따뜻하게 해주자. '단전'은 동양의학에서 몸의 에너지를 담당하는 곳으로 배꼽 아래 3cm 정도에 자리 잡은 혈이다. 이곳은 온몸의 에너지를 담당하는 가장 중요한 부분이라고 말할 수 있다. 약 7초 정도 단전에 가볍게 손을 댄 후에 천천히 심호흡을 하면서 따뜻해져오는 배를 느끼면 된다.

계속해서 배꼽 중심으로 원을 그리듯이 양손을 조금씩 위아래로 움직여 보자. 이것을 약 3회 반복한다.

배꼽 아래가 가벼워지는 것을 느낄 수 있을 것이다. 단전에서 배꼽까지 손을 조금씩 위로 쓸어 올려 보자. 이것도 3회 반복한다.

양손을 각각 좌우로 움직여서 가볍게 옆구리에 대자. 그리고 또 조금씩 위로 쓸어 올려 보자. 이것도 역시 3회 반복한다.

그 다음으로 한쪽 손을 배 윗부분에 있는 명치 주변에 가볍게 가져다대고 다른 한 손은 단전 아래에 있는 두덩뼈(치골) 한가운데에 가볍게 대는 것이다. 그리고 명치 주변에 있는 손은 위로 쓸어 올리고, 두덩뼈 한가운데에 있는 손은 가볍게 쓸어내리면 된다. 이것도 3회 반복한다.

가벼워진 배가 기분 좋게 이완될 것이다.

이렇듯 장내 플로라를 건강하게 만드는 마사지는 매우 간단하다.

이 마사지를 따라 하는 것만으로도 장내 플로라의 움직임이 활발해지고, 세로토닌의 분비도 늘어나며, 배의 혈류에도 이로운 작용을 한다. 피의 흐름이 좋아지면 배의 혈류도 좋아지고 나아가 몸 전체의 혈류가 좋아진다.

물론 이 마사지도 강제는 아니다. 따라 하고 싶은 사람만 따라 하면 된다.

장내 환경의 가장 큰 적인 변비를 치료하는 셀프 마사지 방법도 있다. 간단하게 설명하면 '대변이 막힌 곳을 풀어주는' 방법이다.

변비가 생기는 가장 큰 원인은 대장이 꼬이거나 접혀서 생기는 데에 있다. 이렇게 꼬이거나 접힌 장은 서양 사람들과 비교해서 우리나라 사람들에게 압도적으로 많다.

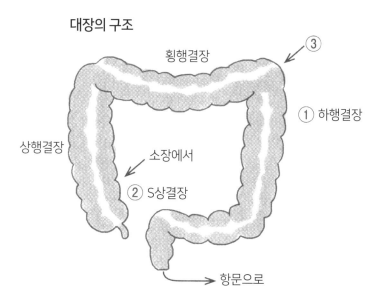

그림 23_ 음식물은 소장에서 대장(상행결장→횡행결장→하행결장→S상결장)으로 보내지고, 마지막에 항문에서 대변으로 배출된다

육식을 즐겨 먹는 서양 사람들과 곡류와 채소를 중심으로 먹는 우리나라 사람들의 장을 비교하면, 우리나라 사람들이 확실히 장의 길이가 길다. 이것이 이유가 되어 우리나라 사람들은 장이 꼬이기가 쉬운 것이다.

당연히 꼬이고 접혀서 좁아진 장 부분에는 대변이 쉽게 걸리고 그로 인해 변비가 악화되는 것이다.

대변이 쌓인 대장은 더욱더 길고 두꺼워지면서 꼬이고 접힌 부분도 많아지게 된다. 그리고 변비가 만성이 되면 최악의 경우에는 장폐색까지 발생한다.

대변이 지나가는 길은 209쪽과 같이 3가지 통로가 있다.(그림 23 참조)

① 복부 왼쪽에 있는 하행결장

② 하복부에 있는 S상결장

③ 왼쪽 가슴 아래에 있는 횡행결장과 하행결장의 이음매

그렇기 때문에 이 부분에 손을 가져다 대서 따뜻하게 해준 후 천천히 원을 그리듯이 쓸어주면 변비 증상이 가벼워질 것이다.

장 상담은 동양의학 의사와 나누어야 한다

나는 서양의학을 공부하고 잠시 서양의학 의사로서 환자들을 치료한 후에 동양의학 의사로 전향했다.

그렇다고는 하지만 서양의학을 완전히 부정하는 것은 아니다. 긴급 의료는 서양의학이 동양의학보다 확실히 뛰어나고, 전염병에 관한 세균 연구도 동양의학보다 서양의학이 훨씬 앞서 있다.

서양의학은 장기이식처럼 환자에게 새 생명을 주는 새로운 치료법도 점차 개발되고 있다.

이처럼 서양의학도 매우 훌륭한 의학이다.

그러나 서양의학에는 몇 가지 문제점도 있다.

그 첫 번째 문제가 '병명'을 만들어서 그것에 맞춘 치료를 하고 약을 처방한다는 점이다. 이를테면 '우울증'이라고 판단되면 개개인이 가지고 있는 체질을 고려하지 않은 채 우선은 '항우울제'를 처방한다. 이처럼 머리가 아프면 '두통약', 감기에 걸리면 '감기약'처럼 기계적으로 약을 처방하는 경향이 강하다.

또한 그 병명을 결정하는 판단 기준은 검사를 통해 얻은 수치이다. 환자 본인에게 자각 증상이 없어도 수치가 높으면 '질병', 여러 가지 자각 증상이 있어도 수치가 정상이면 '건강'이라고 말한다.

알레르기나 아토피 증상에 대해서도 체질을 개선하기보다는 피부약이나 콧물약을 처방하는 등 당장 눈에 보이는 증상만 치료하는 경우가 대부분이다.

물론 이 방법에도 어느 정도 장점은 있다. 그것은 나도 인정한다. 약을 많이 만들어 내서 환자들이 그 약을 사용하면 효율적인 이익이 발생하고, 그 약을 사용하는 사람이 많으면 많을수록 약값은 그만큼 내려간다. 하지만 어느 정도 공식이 생겼기 때문에 경력과 기술에 의존하는 부분은 줄어들어서 '실력 있는' 의사와 '실력 없는' 의사의 차이가 보이지 않는다.

말하자면 서양의학은 기성품과 가깝다.

동양의학은 어쨌든 효율성이 떨어지는 의학이다.

환자의 체질은 모두 다 다르고, 그렇기 때문에 환자들에게 같은 치료법을 사용해서는 안 된다는 것이 동양의학의 전제 조건이기 때문이다.

우선 동양의학은 천천히 시간을 들여가면서 환자를 진찰한다. 그리고 약을 처방할 때에도 개개인에게 맞는 약재를 조합해서 한약을 만들기 때문에 시간은 더욱더 많이 걸린다.

또한 이것이 동양의학의 약점이기도 하지만, 의사의 경력과 기술에 따라서 격차도 많이 난다. 동양의학에는 일정한 공식이 없기 때문에 경험이 중요하고, 또 의사의 독자적인 직감도 필요하다.

서양의학이 기성품이라면, 동양의학은 주문품으로 일종의 장인

정신이 필요하다.

언제부터인가 우리나라는 서양 지상주의가 되어왔지만, 최근에는 서양의학뿐만 아니라 동양의학의 세력도 점점 강해지고 있는 느낌이 든다.

전쟁터에서는 병사들은 물론이고 공습으로 다친 시민들의 상처도 치료해야만 하고, 위생 상태가 좋지 않은 지역에서는 전염병의 유행을 막아야만 한다. 이렇듯 긴급 외과수술은 없어서는 안 된다.

그러나 지금 우리나라를 보면 긴급한 상황뿐만 아니라, 알레르기 질환이나 대사 질환 등을 서양의학으로 고치려고 하는 사람들이 많이 있다. 알레르기 질환이나 대사 질환은 체질을 개선해야만 나아질 수 있다.

이러한 분야는 주문품으로 고쳐야만 하지 않을까?

사람의 체질은 모두 다 다르다는 전제 조건으로, 이를테면 같은 알레르기 환자라도 원인이 어디에 있는지 일 대 일로 진찰한 후에 변비 치료나 혈류 정돈 등 자신에게 맞는 약을 처방해야 한다.

앞에서도 여러 번 말했듯이 나는 사람의 몸의 '뿌리'는 장이라고 생각한다. 이렇듯 체질을 바꾸려면 우선 장을 건강하게 만들어야만 한다. 그렇기 때문에 나는 환자들의 배를 진찰하는 '복진'을 고집하고 있다. 동양의학에서는 맥을 만져보는 '맥진脈診'을 중심으로 진찰하는 의사도 있고, 그 진찰 방법은 의사마다 다양하다.

환자들도 서양의학만 의학이라고 생각하지 말고 편안하게 동양의학의 문도 두드렸으면 한다.

'시작하며'에서 이야기 했듯이 동양의학은 아주 오래전부터 장의 움직임에 주목했기 때문이다.

'친구'와도 같은 장내 플로라에게 매일 '감사'의 말을 전하자

장내 플로라는 우리의 '친구'이다.

이렇게 믿음직한 친구는 아마 없을 것이다. 정말 대단한 친구가 아닐 수 없다. 우리가 섭취한 음식물을 매일 소화 발효시켜서 사람의 몸과 마음에 유익한 물질을 만들어주는 데다가 몸에 해로운 병원균 등은 안으로 들어오지 못하게 막아주기 때문이다.

이렇게까지 해주는 존재가 과연 우리 주변에 있을까? 부모를 비롯한 가족도 이렇게까지는 하지 못할 것이고, 또한 친구도 우리를 위해서 이렇게 두 팔 걷고 나서지는 않을 것이다.

그러니까 장내 플로라를 가족이라고 생각하고 매일 감사의 인사를 전하면 어떨까.

보통 우리는 아침에 일어나면 가족에게 "안녕히 주무셨어요." 인사하고, 잠들기 전에는 "안녕히 주무세요."라며 인사를 한다. 큰 목적 없이 인사를 건네지만, 하루를 기분 좋게 보내기 위해서는 이런 인사가 매우 중요하다.

독신 중에는 인사를 나눌 사람이 없어서 외로운 나머지 애완동물을 기르고, 그 애완동물에게 인사를 하는 사람도 있다.

인사는 살아 있다는 실감과 연대감 그리고 상대방에 대한 애정을 확인하는 행위라고도 말할 수 있다.

애완동물에게도 인사를 할 정도인데, 우리 몸에 있는 장내 세균들에게도 당연히 인사를 해야 되지 않을까.

장내 플로라에게 건네는 아침 인사는 출근이나 등교를 앞두고 느끼는 초조함과 불안함을 안정시켜주는 효과가 있다.

초조와 불안은 장내 플로라의 강적이다. 이미 역이나 정류장에 도착한 후에 초조함을 느낀다면 장내 플로라의 도움을 받을 수가 없다. 그렇기 때문에 아침에 일어나면 미리 장내 플로라에게 인사를 건네자.

아침 식사를 마친 후 화장실에 가는 습관은 우리 몸을 건강하게 만들어 준다. 화장실을 간 후에 장 속에 있는 장내 플로라와 이미 자신의 역할을 끝마치고 대변으로 배출된 장내 세균들에게도 인사를 건네 보자. 가능하면 배출된 장내 세균들에게는 "안녕."이라는 인사와 함께 "고마워." 하고 말해보자.

애완동물은 말은 통하지 않아도 마음은 통한다고 한다. 장내 플로라도 마찬가지이다.

'현미경으로밖에 보이지 않는 존재에게 매일 인사를 하라니, 너무 유치한 거 아니야?' 하고 생각한다면 장내 플로라도 우리한테 똑같은 대우를 해줄 것이다.

그렇기 때문에 밤에 잠들기 전에도 인사를 잊어서는 안 된다.

"잘 자. 오늘 하루 수고 많았어."

항상 장과 장내 플로라를 의식하고 고마운 마음을 유지하자. 그럼 가끔 과음을 한 날에는 "미안. 오늘은 정말 미안해." 하고 사과하면 장내 플로라는 "괜찮아. 그럴 수도 있지 뭐."라며 용서해 줄 것이다.

대화는 우리와 장내 플로라의 유대감을 더욱더 끈끈하게 만들어줄 것이다. 그리고 대화를 하면 장내 플로라들도 우리를 위해서 더 열심히 일하려고 할 것이고, 우리도 '소중한 친구'가 힘들어하지 않도록 폭음과 폭식을 줄일 것이다.

이것은 우리의 몸과 마음의 건강으로도 이어진다.

"고마워."

이 한 마디 말을 잊지 말자.

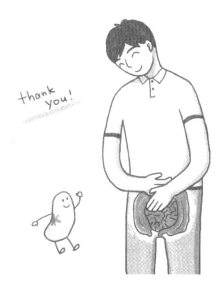

그림 24_ 장내 플로라에게 매일 감사의 말을 전하자

맺으며

인류는 1,600년 전에 이미 '장내 플로라'의 존재와 그 작용에 대해서 알았고, 불전에 그 내용을 기재했다고 하면 믿을 수 있겠는가?

이것은 거짓말이 아니다. 정말 1,600년 전부터 사람들은 장내 플로라의 존재를 알고 있었다.

불교의 '대승' 경전인 『대반열반경』에는 발효식품에는 다섯 가지의 단계가 있다고 쓰여 있다.

그 첫 번째 단계는 발효식품의 원료 즉 우유 그 자체인 '젖乳'이다. 두 번째 단계는 우유를 발효시켜서 요구르트로 만든 '낙酪'이다. 세 번째는 '생수生酥' 단계로 된장과 술이 거기에 포함된다. 네 번째 단계는 블루치즈와 식초처럼 생소에서 더욱더 발효가 진행된 '숙수熟酥'이다.

그리고 마지막 단계가 '제호醍醐'이다. 지금도 최고로 훌륭한 맛을 '제호미醍醐味'라고 부르는데, 그 어원이 여기에 있다. 그리고 열반경에는 제호를 먹으면 모든 질병이 낫고 건강을 유지하게 된다고 쓰여 있다.

실제로 옛날 귀족들은 '제호'를 먹었다고 하는데, 그 제조방법은 가족에게도 가르쳐주지 않았다고 한다. 제호는 입으로 먹는 건강식품 같은 것이라고 생각되지만 그 정체는 지금도 알지 못한다.

그러나 '제호'와 '장내 플로라의'를 겹쳐보면 그 작용은 완전히 똑같다. 본래 사람의 몸 안에 있고, 음식을 세균의 힘으로 최대한 발효시키며, 그렇게 해서 만들어진 물질을 바탕으로 사람의 몸과 마음의 균형을 맞춰주고 장을 건강하게 유지시켜준다.

혹시 장내 플로라가 발효의 최고 단계인 '제호'를 만들어낸 것은 아니었을까?

이건 어디까지나 추측이다. 정확한 의견이 아니다.

나는 지금 이렇게나 위대한 작용을 하고 있는 장내 플로라를 개선시키기 위해 동양의학 의사로서 한약과 함께 환자들을 치료하고 있다.

간단하게 말하면, 한약에는 '혈류를 좋게 만든다.', '수분을 조절한다.', '온도를 조절한다.' 이 세 가지 효능밖에 없다. 이 세 가지

밖에 없는 효능을 다양하게 조합해서 '한 사람만을 위한' 약으로 처방하는 것이 동양의학의 한약이다. 그리고 이렇게 만들어진 한약은 다양한 유형의 환자들의 장을 치료해준다.

'장아찌'에 발효균이 충분히 작용하지 않으면 맛있는 절임음식이 될 수 없듯이, 장이라는 '장아찌'도 장내 플로라의 작용이 없으면 몸과 마음의 균형을 유지할 수 없다.

장과 장내 플로라를 정돈하기 위해서는 식습관과 생활습관을 개개인에게 맞게 개선하는 방법밖에 없고, 누구에게나 즉시 효과가 나타나는 특효약 같은 것은 없다. 물론 때에 따라서는 한약도 필요하다.

제호와 한약에 대해서는 또다시 기회가 생긴다면 자세히 설명하고 싶다.

옮긴이의 말

　최근 TV를 틀면 '장 건강'에 대한 이야기가 심심치 않게 나오
곤 한다.

　이전에는 우울증과 공항장애에 대한 이야기가 많이 나왔고,
그 이전에는 '암'에 대한 이야기가 건강 방송에서 주를 이루고
있었다.

　그렇게 보면 확실히 건강에도 유행이 있는 거 같다.

　나도 최근 TV 채널을 돌리다가 우연히 '장내 플로라'에 대해 이
야기하는 방송을 본 적이 있다.

　장 건강에 좋은 음식, 장이 건강해지는 운동법 등을 소개하는
내용이었는데, 장 건강에 대해 이야기하는 방송을 한두 번 본 것
이 아니다.

　역시 요즘 사람들은 그만큼 장 건강에 관심을 많이 가지고 있는
거 같다.

　TV 건강 방송에서 거론된 장에 이로운 음식은 이 책에도 소개
하고 있고, 그 효능에 대해서도 자세히 설명한다.

　그러나 이 책에서는 그러한 음식들이 모든 사람들의 장에 이롭

게 작용하지 않는다고 강조한다.

'사람의 체질은 모두 다 다르다, 그렇기 때문에 특정 음식을 몸속에서 소화시키고 흡수시키는 것도 사람마다 다르다.'고 저자는 말한다.

과연 맞는 말이다.

항암 효과에 좋은 음식을 먹는다고 해서 누구나 다 암을 극복하는 것은 아니니까 말이다.

또한 우울증과 공항장애와 같은 '마음의 병'도 장 건강과 밀접한 관계가 있다는 대목에서는 조금 놀라웠다.

우울증과 관계가 깊은 신경전달물질인 세로토닌과 도파민은 뇌에서 만들어지는 것보다 장에서 만들어지는 양이 훨씬 많다고 한다.

이렇듯 장이 건강하면 우울증과 공항장애도 어느 정도는 치료할 수 있다고 한다.

지금까지 '우울증'이라고 하면 '뇌'가 가장 먼저 떠올랐었다. 그러나 세로토닌과 도파민이 장에서 많이 분비된다는 내용을 알고 난 후에는 역시 몸의 '뿌리'는 장에 있고, 그만큼 장이 중요하다는 사실을 새삼 느꼈다.

그리고 사람들이 왜 이렇게 장 건강에 주목하는지 다시 한 번 이해할 수 있었다.

요즈음은 위암 발생률보다 대장암 발생률이 더 높다고 한다. 서구화된 식단으로 인해 대장암 발생률이 높아졌다고는 하지만, 식단뿐만이 아니라 장에 대한 무지도 한몫을 한 것은 아닐까 싶다.

이 책의 저자는 장에 관련된 질병을 포함한 모든 질병에는 '특효약'이 없다고 말한다.

우리 모두 저자의 말처럼 자신의 체질을 알고 그 체질을 개선하면서 장을 건강하게 만들어 보는 것은 어떨까.

장이 바뀌면 인생이 바뀐다

초판 1쇄 인쇄 · 2016년 12월 20일
초판 1쇄 발행 · 2016년 12월 25일

지은이 다나카 야스오
옮긴이 권혜미
펴낸이 김표연
펴낸곳 도서출판 학영사
디자인 커뮤니케이션 울력

주소 서울시 은평구 응암로 331-15 7층
영업소 고양시 일산동구 성현로513번길 34
전화 02―353―8280
팩스 02―356―8828
이메일 k5933@daum.net
등록번호 제25100-1994-000015호

ISBN 978-89-7898-514-7 (03510)

*잘못된 책은 구입하신 서점에서 교환해 드립니다.